La santé de notre mémoire

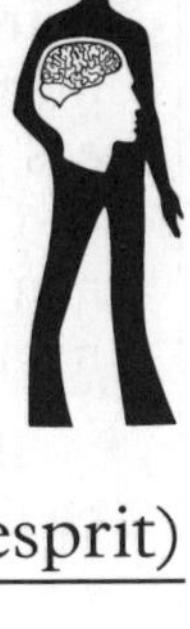

Collection "**Psycho-soma**" (le corps et l'esprit)

L'AUTEUR :

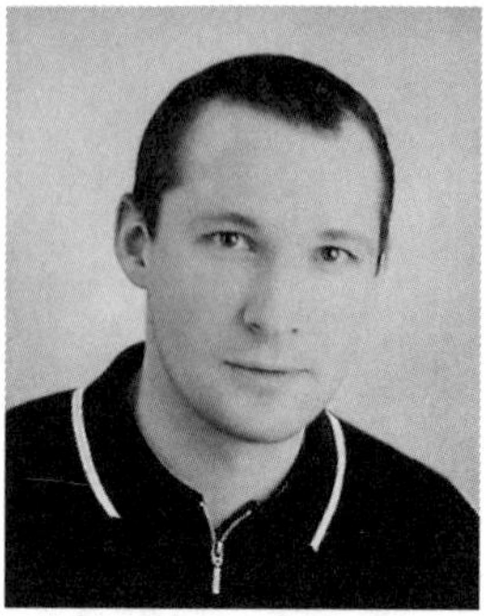

Né en 1970, Éric Dekany a découvert ce qui allait devenir sa passion alors qu'il n'était qu'un simple étudiant. En effet, très tôt il s'est senti attiré par le fonctionnement du cerveau humain et la vie mentale, et c'est tout naturellement qu'il s'est dirigé vers la psychothérapie.

Au contact de patients atteints de problèmes psychiques, il a pu déterminer le point commun qui unissait la plupart d'entre eux : les troubles mnésiques ! C'est alors qu'il orienta ses recherches sur la mémoire elle-même.

Deux évidences s'imposèrent alors à lui : la première est que cette fonction cognitive, paradoxalement primordiale, est assez méconnue ; la seconde est que pour une atteinte plutôt fréquente, la rééducation est étrangement peu développée. Il ne lui en fallut pas plus pour relever le défi !

C'est ainsi que, durant cinq années, il étudia les processus de la mémoire, et mit au point des exercices servant à soigner ses défaillances.

Mais, parallèlement, il a pu noter que ces troubles dépassaient très largement le cadre des personnes ayant une pathologie psychique (nous sommes en effet très nombreux, dans notre vie de tous les jours, à nous plaindre de troubles de la mémoire), et s'est penché sur les raisons qui engendraient ces pertes (ou manques).

C'est ainsi qu'il décida de créer de nouveaux exercices, non plus pour la rééducation, mais pour l'entretien et l'entraînement de notre mémoire.

Il ne restait plus qu'à les rendre accessibles à tous… d'où ce livre.

Éric Dekany

La santé de notre mémoire

Comment la protéger, l'entraîner et l'améliorer

Éditions Dangles
18, rue Lavoisier
45800 SAINT-JEAN-DE-BRAYE

ISSN : 0397-4294
ISBN : 2-7033-0521-4

Introduction

Un nombre considérable de personnes, de tous âges, estime souffrir d'un trouble ou d'un manque de mémoire et, aujourd'hui, la «plainte mémoire» est devenue le symptôme mental le plus courant. Ce phénomène s'étend, d'ailleurs, à la plupart des fonctions intellectuelles, comme la concentration, la logique…

Au cours de mon expérience professionnelle, j'ai eu à maintes reprises l'occasion de constater que cette plainte n'était pas (ou pas seulement) due à un trouble psychologique, voire neurologique, mais qu'elle était le résultat d'un manque ou d'une mauvaise utilisation des capacités intellectuelles des plaignants.

En toute logique, la solution la plus fiable à mes yeux pour combattre ce problème était sans doute l'entraînement (et/ou la rééducation). En effet, si vous ne faites plus de sport depuis longtemps, vos muscles s'atrophient ; vous aurez alors un mal fou à retrouver votre niveau antérieur lors de la reprise… De même qu'après un accident ou une longue immobilisation, il est indispensable de rééduquer un muscle pour qu'il retrouve toute sa vigueur…

Eh bien ! le principe est le même pour vos fonctions cognitives.

L'entretien (ou thérapie) de votre mémoire peut être découpé en plusieurs étapes :

– Travail de chaque type (mémoire à court, moyen et long terme).
– Travail de chaque phase (encodage, stockage et restitution).
– Apprentissage pour mémoriser correctement et efficacement.
– Entraînement pour tonifier votre potentiel mnésique.
– Entretien pour conserver une bonne santé mentale.

Certaines de ces étapes seront à travailler suivant votre problème ou votre demande.

Cet ouvrage a pour but premier de vous permettre d'entretenir votre intellect. Pour ce faire, vous pourrez utiliser les exercices qui suivent. Grâce à eux, il vous sera possible de vous exercer à votre rythme, de vous entraîner à votre niveau et de vous pencher sur vos lacunes. Au fil des pages, vous découvrirez des informations sur le fonctionnement de votre cerveau et de nombreuses astuces pour une meilleure mémorisation.

Le but final étant, bien évidemment, de vous aider à conserver vos capacités intellectuelles et à les améliorer.

Êtes-vous concerné ?

Vous avez l'impression de perdre la mémoire ?

Vous pensez avoir de plus en plus de mal à retenir les informations que vous recevez : ces exercices vont vous permettre de conserver votre potentiel mnésique, et de l'améliorer.

Vous voulez augmenter votre capacité à retenir ?

Par exemple, si vous êtes étudiant ou si vous devez retenir beaucoup de choses à la fois pour votre travail : ces exercices vont vous apprendre à mieux intégrer et à mieux conserver ; ils vont développer votre aptitude à mémoriser.

Vous avez un enfant qui est en difficulté pour ses études ?

Ces exercices vont lui permettre de travailler son attention et sa concentration, d'utiliser au mieux ses ressources intellectuelles. De plus, ils vont lui montrer comment mieux retenir et donc comment avoir une mémoire de meilleure qualité.

Vous voulez entretenir votre santé mentale et intellectuelle ?

Ces exercices vous feront « travailler vos méninges ». Ils vont solliciter tout votre intellect (mémoire, logique, spatialisation, stratégie, réflexion, jugement, concentration, attention…).

Vous avez des troubles déclarés de mémoire ou des fonctions supérieures ?

Par exemple, à la suite d'un traumatisme ou d'un problème neurologique : vous êtes le premier intéressé par ces exercices d'encodage, de stockage et de restitution de toutes les fonctions cognitives (comme la concentration, l'attention, la spatialisation…).

Vous voulez vous entraîner pour des tests ?

Tels les tests psychotechniques, les examens… : mettez toutes les chances de votre côté en apprenant les méthodes et les astuces pour les résoudre.

CHAPITRE I

Qu'est-ce que la mémoire ?

Il est bien difficile de décrire ce qu'est vraiment la mémoire. En effet, elle n'est ni palpable ni une entité à part entière bien délimitée. Outre le fait qu'elle est la capacité à se souvenir, on peut dire que c'est un phénomène complexe de l'intellect, dont les processus sont actionnés par différents courants électriques et différentes interactions chimiques au sein du cerveau.

Cela ne vous paraît pas très clair ?

Pas d'inquiétude… voici les trois points principaux à savoir pour une première familiarisation avec la mémoire :

- Tout d'abord, il est plus juste de parler non pas de la mémoire, mais des mémoires : il y a, en effet, une mémoire sémantique (sens des mots), une épisodique (événements), une procédurale (savoir-faire), une phonique (sons), une olfactive (odeurs)…
- Ensuite, chacune de ces mémoires est divisée en plusieurs types pour une utilité propre.
- Et enfin, chaque type nécessite plusieurs phases pour que le processus soit complet et utilisable.

Est-ce un peu plus clair ?

Non… pas vraiment.

Les pages suivantes vont développer ces points.

1. Les différents types de mémoire

Chaque mémoire (vous savez maintenant qu'il y en a plusieurs) est divisible en sous-groupes distincts mettant en jeu des circuits particuliers.

a) La mémoire à court terme (ou immédiate)

Cette mémoire à court terme est utilisée pour retenir un minimum d'informations (moins de neuf items), dans un temps très limité (autour de la minute). C'est le cas, par exemple, lorsque vous lisez un numéro de téléphone afin de le composer immédiatement, et que cinq minutes plus tard vous l'avez oublié. En fait, vous ne déclenchez pas les processus pour intégrer et stocker ce que vous avez à retenir ; c'est du « à consommer sur place ».

b) La mémoire à moyen et long terme

Cette mémoire classe l'information dans votre cerveau. Des processus électriques et chimiques complexes sont déclenchés pour étiqueter (c'est l'encodage), ranger (c'est le stockage) l'objet à retenir afin de le retrouver (c'est la restitution) plus tard ; c'est du « à emporter ».

Les phénomènes électriques utilisés pour cet archivage sont d'infimes courants qui circulent le long de vos cellules nerveuses et qui transportent l'information… un peu comme des fils télégraphiques. Les phénomènes chimiques, eux, sont des émissions et des captures de différents éléments. Ils servent à propager l'information d'une cellule nerveuse à l'autre.

2. Les différentes phases de la mémoire

a) L'encodage

L'information sensorielle extérieure (son, saveur, image…) va être traitée pour être intégrée dans votre cerveau. C'est en quelque sorte la traduction de ce que vous percevez en langage « neurone ». Vous allez encoder selon ce qu'il y a dans votre mémoire, selon votre compréhension, votre ressenti, mais aussi selon vos émotions et sentiments. L'attention, la concentration et les autres fonctions cognitives jouent un rôle fondamental lors de cette phase.

Tout problème d'encodage engendre un trouble mnésique.

b) Le stockage (ou conservation)

Durant cette étape, vous emmagasinez l'information dans votre cerveau. Suivant sa nature et son contenu, vous allez la ranger dans des sortes de tiroirs de votre tête. C'est un peu comme une commode qui aurait deux particularités :

– Une même information peut se trouver installée à plusieurs endroits à la fois (une pomme est dans votre cerveau, avec les mots, mais aussi avec les goûts, les couleurs…).
– Le stock est classé, mais il reste en perpétuel mouvement ; vous devez remanier vos souvenirs pour qu'ils soient accessibles.

Voilà pourquoi un entraînement et un travail de la mémoire sont indispensables. Imaginez un carton qui serait abandonné au fond de votre grenier… il risque de prendre la poussière et d'y pourrir éternellement !

Cette phase est très active au moment des rêves. C'est pourquoi des troubles du sommeil peuvent conduire à des problèmes de stockage. L'alcool, le tabac et certains médicaments ont également les mêmes effets.

Tout problème de stockage engendre un trouble mnésique.

c) La restitution (ou rappel)

Vous recherchez vos souvenirs pour les ressortir et les avoir en tête. Cette fouille intervient en deux circonstances :

– Elle peut être involontaire : une date vous rappelle un événement, une odeur vous évoque un lieu…
– Elle peut subvenir à des besoins : vous partez au marché, vous vous rappelez instantanément le chemin à suivre.

Quand vous ne faites pas vos courses, vous n'avez pas ce trajet en tête. Si vous ne pensez pas à votre chanson préférée, vous n'avez pas les paroles (que vous connaissez par cœur) à l'esprit… Dans ce cas, la restitution sert à mettre la main sur une information au moment où elle vous est utile.

C'est la phase la plus connue… Lorsqu'on a l'impression de perdre la mémoire, on lui rejette facilement la faute ! Mais si l'encodage ou le stockage n'ont pas été correctement effectués, la restitution est impossible.

Tout problème de restitution engendre un trouble mnésique.

Informations et conseils

Généralités

– Faites travailler votre intellect de façon homogène : **alternez les chapitres (et les difficultés).** N'attendez pas d'en finir un pour en commencer un autre ; ce n'est pas un roman !
– Dès que vous vous sentez fatigué, arrêtez-vous. Se forcer est inutile, et de plus vos résultats baisseront en qualité.
– La faim amoindrit vos capacités intellectuelles ; c'est normal, votre cerveau est à court de carburant !
– Travaillez le matin, vous obtiendrez de meilleurs résultats : votre intellect est plus apte à l'apprentissage et à la réflexion en début de journée. Si les écoles pouvaient en tenir compte…
– Essayez d'utiliser votre tête tous les jours, et pas seulement lorsque vous ouvrez ce livre. Il est là pour vous montrer comment mieux utiliser votre mémoire au quotidien, pas pour la suppléer.
– Utilisez les astuces des exercices pour les situations réelles que vous rencontrez ; il n'y a en fait que peu de différences entre les problèmes des pages qui suivent et ceux de la vie quotidienne.
– Certains chapitres vous paraîtront plus difficiles que d'autres, ce qui est tout à fait normal. Suivant votre vie, vous développez certaines cases de votre cerveau et en oubliez d'autres…

Par exercice

– Prenez votre temps… Lisez avec grande attention les énoncés. *Une petite astuce :* si vous les lisez à voix haute, vous les intégrerez mieux. En effet, deux circuits seront déclenchés : votre mémoire visuelle et votre mémoire auditive.
– Les exercices qui suivent sont à peu près classés du plus simple au plus compliqué. Vous aurez sûrement un avis un peu différent sur l'ordre de difficulté. C'est normal, car tout dépend de vos expériences, de votre savoir, de vos capacités, de vos faiblesses et de vos lacunes.
Je les ai simplement rangés suivant une moyenne (donnée par les essais).
– Ne « sautez » surtout pas ceux qui vous paraissent trop simples : un entraînement est toujours bon à prendre.
– Si vous « séchez », relisez l'énoncé, des paramètres vous ont peut-être échappé…

– Lisez attentivement la solution de ceux qui vous posent problème. Ensuite, recommencez-les avec l'explication sous les yeux.
Le lendemain, tentez de les refaire, sans regarder la réponse. Vous n'utiliserez que ce que vous aurez retenu et compris.
– Chaque exercice entraîne toutes les cognitions. C'est logique, votre intelligence est un tout ! Je les ai juste regroupés en chapitres suivant la fonction sollicitée en priorité ; votre mémoire est donc au travail, de différentes façons, à chaque fois.
– Il vaut mieux faire des erreurs, que d'utiliser les « aides ». Essayez de réfléchir au maximum avant de les regarder.
– Pour les exercices de mémoire « pure », essayez de les refaire le lendemain. Mais, cette fois-ci, ne regardez pas les énoncés, ouvrez les pages directement aux « suites » de chacun.

CHAPITRE II

Mémoire et stratégie

La stratégie est la façon dont votre cerveau va trier et organiser les différentes informations qu'il contient. Pour avoir une réponse adaptée à chaque situation, vous allez chercher les différents éléments qui sont en votre possession et les utiliser dans un ordre précis.

Ainsi, pour résoudre un problème ou avoir le bon comportement face à un événement inconnu, vous aller classer chaque paramètre, et trouver une solution ou une réaction pour chacun d'entre eux. Stratégiquement, vous allez donc tout remettre dans l'ordre et obtenir la réponse qui convient.

Par exemple, si vous voulez faire griller des saucisses dans votre jardin, il vous suffit d'allumer un feu. Votre mémoire vous sert à retrouver les éléments : réfrigérateur, charbon dc bois, garage, allumettes, sel… Votre stratégie, elle, va vous dicter de prendre d'abord la clef du garage dans l'armoire, puis de l'ouvrir pour chercher le charbon de bois. Ensuite, de l'étaler sur le barbecue, puis de gratter une allumette. Une fois le feu en route, elle vous commandera de sortir les saucisses restées au frais…

Sans stratégie, tout cela serait effectué dans le désordre, et le résultat serait sans doute étrange !

Cet exemple particulièrement évident relève pratiquement du réflexe. Mais, en y réfléchissant bien, la stratégie est nécessaire partout et constamment tout au long de votre journée.

La mémoire a ici un rôle de tout premier ordre : c'est elle qui classe les informations par rapport à ce que vous connaissez ; c'est elle qui trouve la solution à chaque paramètre en fouillant dans votre vécu, vos réussites, vos échecs… bref, vos souvenirs.

Les exercices de stratégie de ce chapitre vont vous permettre d'apprendre, de réapprendre ou de vous entraîner à classer les informations reçues. Vous allez devoir les remettre dans le bon ordre, les comparer et les manipuler pour trouver la solution. Vous travaillerez donc :

– Votre encodage (en intégrant les différents paramètres).
– Votre stockage (en les classant, en les manipulant).
– Votre restitution (en les ressortant au bon moment).

Les additions 1

Ce premier exercice est extrêmement simple. Il vous montre grossièrement la place de la stratégie dans la résolution d'un problème.

Tant que vous n'aurez pas trouvé l'unique façon de procéder, ces additions vous paraîtront insurmontables. Ensuite, ce ne sera qu'une question de calcul, donc de mémoire.

Soyez attentifs, et essayez de résoudre ces additions en retrouvant la valeur de chaque figure.

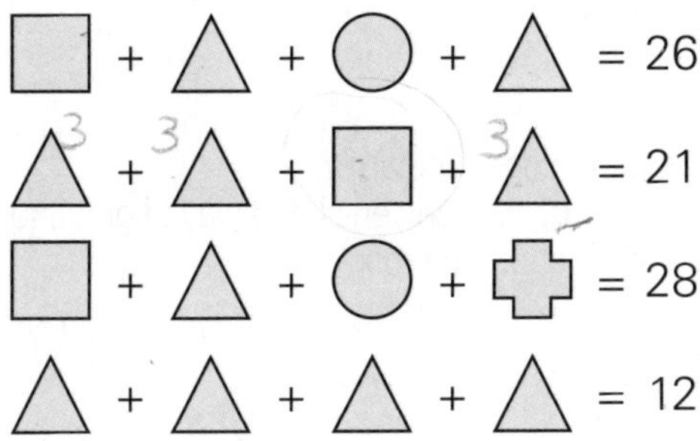

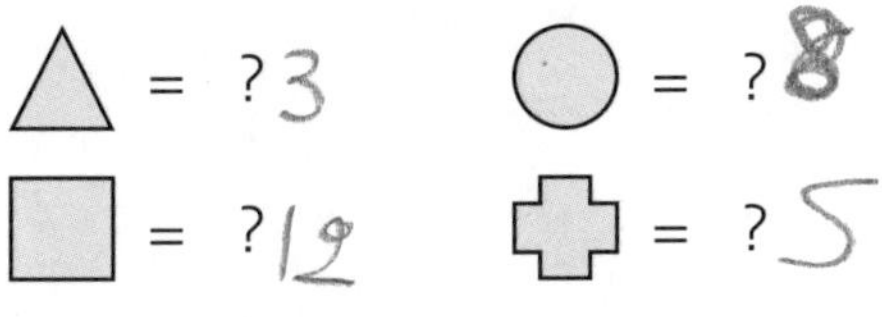

Correction
Les additions 1

La ligne quatre permet de trouver de suite le triangle.

△ + △ + △ + △ = 12

4 x △ = 12

△ = *3*

La ligne deux vous donne le carré.

Par remplacement des formes en chiffres à la ligne une, vous obtenez le rond. Puis, par déduction, la croix.

△ = *3* ○ = *8*

□ = *12* ✚ = *5*

Les additions 2

Vous voilà confrontés avec une variante de la page précédente. Je me suis juste permis d'augmenter la difficulté.

Soyez attentifs, et essayez de résoudre ces additions en retrouvant la valeur de chaque figure.

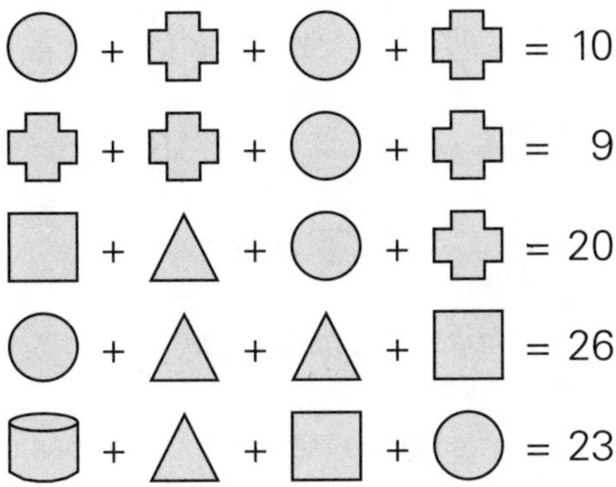

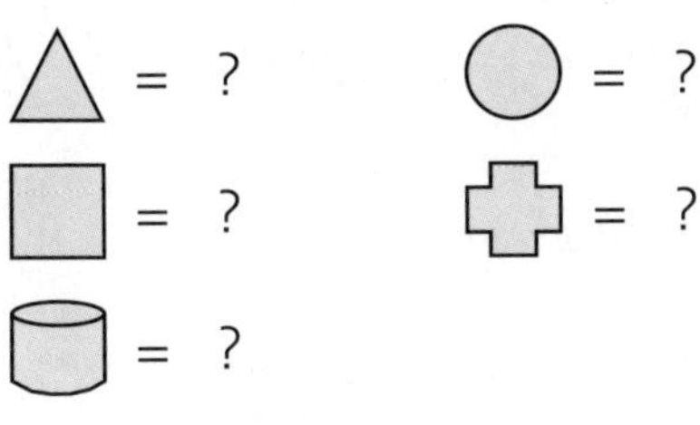

Correction
Les additions 2

Cette fois-ci, aucune forme ne peut être immédiatement trouvée. Il faut alors utiliser le système de deux équations à deux inconnues.

D'après la ligne deux : ○ = 9 - (3 x ✚)

D'après la ligne une, vous obtenez :

9 - (3 x ✚) + ✚ + 9 - (3 x ✚) + ✚ = 10

18 - (4 x ✚) = 10 18 - 10 = 4 x ✚

✚ = ***2***

Remplacez la croix par 2 dans la ligne deux, vous comptez donc : ○ = ***3***

Le principe est exactement le même pour les lignes trois et quatre. Vous connaissez la croix et le rond ; il suffit d'isoler le carré (ou le triangle) d'après la ligne trois :

□ + △ + 3 + 2 = 20 □ = 15 - △

D'après la ligne quatre, et quelques additions, le résultat est : △ = ***8***

Et donc, d'après la ligne trois : □ = ***7***

D'après la ligne cinq, il suffit de remplacer chaque forme par son chiffre correspondant et vous obtenez : ⌭ = ***5***

La table d'amis

Voici le premier exercice du chapitre qui demande une bonne attention. N'hésitez pas à relire plusieurs fois les paramètres.

Il vous faut imprimer en tête les différentes informations pour pouvoir les déchiffrer, les remanier, les comparer et les remettre dans le bon ordre.

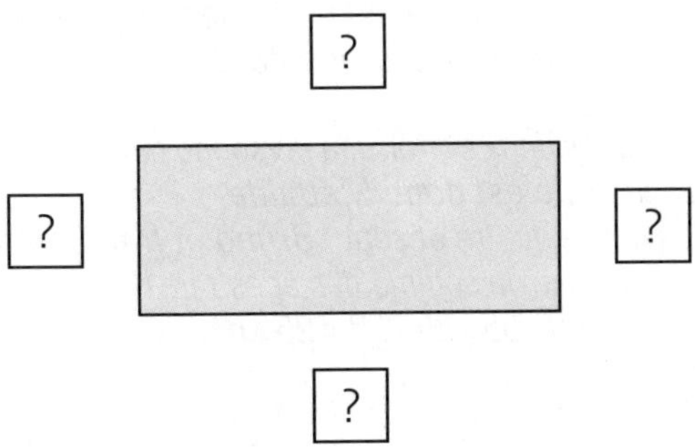

Autour de cette table, sont assises 4 personnes :
- Mathilde n'est pas à côté de Gilles.
- La doyenne du groupe a 35 ans.
- Irène n'est pas la plus âgée.
- Bruno a le même âge que la personne en face de lui.
- Irène n'est pas à droite de Gilles.
- La moyenne d'âge est de 25 ans.
- 2 personnes ont 20 ans.

Où est assis chacun de ces 4 convives ?
Quel est leur âge ?

Correction
La table d'amis

Pour résoudre ce problème, il faut employer deux stratégies : d'abord, vous devez utiliser les informations dans le bon ordre ; ensuite, vous devez en coupler pour déduire la réponse.

D'après la ligne une : ***Mathilde est en face de Gilles.***
D'après la ligne cinq : ***Irène est forcement à gauche de Gilles.***
Par déduction : ***Bruno est à droite de Gilles.***

D'après les lignes deux et trois : la personne qui a 35 ans est une fille et ce n'est pas Irène ; ***c'est donc Mathilde.***
D'après les lignes quatre et sept : ***Bruno et Irène ont 20 ans.***
D'après la ligne six : la somme des âges fait 100 ans.
Gilles a donc *100 - 35 - 20 - 20 =* ***25 ans.***

Le salaire

Antoine travaille 39 h par semaine ; il gagne 9 000 F par mois.

Il décide de tout plaquer pour partir travailler aux USA ; là-bas, tout se compte à l'année.

Son contact lui propose un salaire de 20 000 $ pour 2 000 h de travail. Est-ce une bonne affaire ?

Info : au jour de la négociation, le dollar est à 5 F.

Correction
Le salaire

La tactique à utiliser, j'espère que vous l'aurez compris, est de respecter les unités de mesure ! Rappelez-vous à l'école... la maîtresse vous disait tout le temps : on n'additionne pas des choux avec des carottes !

Il faut donc procéder ainsi :
39 h par semaine de travail deviennent : 39 x 52 = 2 028 h par an
9 000 F par mois font : 9 000 x 12 = 108 000 F par an
20 000 $ par an sont égaux à 20 000 x 5 = 100 000 F par an

Comparer 108 000 F par an pour 2 028 h par an de travail avec 100 000 F par an pour 2 000 h par an n'est pas facile... Il vous suffit de calculer le salaire horaire :

108 000 : 2 028 = 53,25 F par heure
100 000 : 2 000 = 50 F par heure

Il vaudrait donc mieux qu'il réfléchisse avant de partir : ***ce n'est pas une bonne affaire.***

Le tableau 1

Observez attentivement ce tableau pendant une minute et tournez la page.

8	6	4	2	4	6	8
2	8	6	4	6	8	2
4	2	8	6	8	2	4
6	4	2	8	2	4	6
4	2	8	6	8	2	4
2	8	6	4	6	8	2
8	6	4	2	4	6	8

Le tableau 1 « suite »

Maintenant, reproduisez-le…

Si vous n'y parvenez pas, essayez l'exercice suivant en vous disant que ce n'est pas un travail de mémoire pure, mais de stratégie ; dans la vie quotidienne, vous ne pouvez pas tout retenir. Il faut donc trier et classer les items à mémoriser pour augmenter votre capacité de rétention.

Si vous avez réussi, bravo, vous avez fait coopérer les différentes cases de votre intellect. Entraînez-vous sur l'exercice suivant.

Le tableau 2

Forts de ce que vous avez retenu des pages précédentes, penchez-vous sur celle-ci ; n'oubliez pas, c'est un problème de stratégie.

Observez ce tableau pendant trente secondes et tournez la page.

D	E	F	G	H	I	J
K	L	M	N	O	P	Q
D	G	J	M	P	S	V
Y	B	E	H	K	N	Q
D	F	H	J	L	N	P
R	T	V	X	Z	B	D

Le tableau 2 « suite »

Maintenant, reproduisez-le (cette fois-ci avec succès).

Correction
Le tableau 1

La solution n'est pas de mémoriser, mais de réfléchir ! Parfois, un minimum de stratégie et de réflexion vous permet d'économiser beaucoup de temps et vous évite de retenir une somme trop importante d'informations.

Pour cet exercice, il existe plusieurs façons de procéder ; différentes stratégies sont possibles, mais quelle est la meilleure ?

C'est celle qui aide votre mémoire à avoir un bon rendement en un minimum d'effort. C'est celle qui vous permet de résoudre le problème le plus vite possible. C'est celle qui vous « saute aux yeux », que vous avez l'habitude d'utiliser.

Bref, la meilleure stratégie est différente pour vous, votre conjoint ou votre voisin.

Par exemple : *vous pouviez remarquer la « croix » des 8 ; vous n'aviez plus qu'à compléter par la série des chiffres pairs croissants à gauche et à droite, et pairs décroissants en haut et en bas.*

Cette tactique n'est qu'un exemple ; c'est ma stratégie. Si vous en avez une autre, c'est tout aussi correct (à condition qu'elle vous permette de résoudre l'exercice sans avoir à apprendre le tableau par cœur).

Correction
Le tableau 2

Même drapeau, même combat... Il ne faut surtout pas essayer de mémoriser, mais vous devez remarquer :

– L'ordre alphabétique des lignes une et deux.

– L'ordre alphabétique dans lequel deux lettres « sautent » à chaque fois les lignes trois et quatre.

– L'ordre alphabétique dans lequel une lettre « saute » à chaque fois les lignes cinq et six.

Il ne vous reste plus qu'à vous souvenir de commencer les séries par la lettre D.

Les petits fours

Vous devez absolument entretenir votre mémoire en permanence (pas seulement en feuilletant ce livre). Les exercices que je vous propose peuvent vous donner des idées pour créer vos propres situations de réflexion.

Si vous vous ennuyez à une soirée mondaine, exercez-vous par exemple (avec votre entourage) à ce genre de jeu, et profitez-en pour « coller » ceux qui vous agacent.

100 petits fours ont été répartis dans 5 assiettes.
– La première et la deuxième assiette en ont au total 40.
– La deuxième et la troisième assiette en ont au total 38.
– La troisième et la quatrième assiette en ont au total 36.
– La quatrième et la cinquième assiette en ont au total 35.

Combien de petits fours y a-t-il dans chaque assiette ?

Correction
Les petits fours

La stratégie est d'isoler une assiette, sinon, vous tournez en rond...
Les deux assiettes que vous pouvez isoler sont la première et la cinquième.

Voici la correction avec la première. Si vous n'aviez pas réussi cet exercice, regardez la correction et tentez de le faire en vous basant sur la cinquième. Pour simplifier l'écriture je vais appeler la première assiette A1, et ainsi de suite pour les autres.

D'après les lignes deux et quatre :

$$A2 + A3 = 38$$
$$A4 + A5 = 35$$

D'après le texte :

$$A1 + A2 + A3 + A4 + A5 = 100$$

Donc :

$$A1 + 38 + 35 = 100$$
$$A1 = 100 - 38 - 35$$
$$\mathbf{A1 = 27}$$

Les déductions coulent de source :

$$A1 + A2 = 40$$
$$\mathbf{A2 = 13}$$

$$A2 + A3 = 38$$
$$\mathbf{A3 = 25}$$

$$A3 + A4 = 36$$
$$\mathbf{A4 = 11}$$

$$A4 + A5 = 35$$
$$\mathbf{A5 = 24}$$

La dispute

Lors de disputes, les choses se compliquent ; Christophe peut vous en parler !

Pour rentrer d'une balade, il faut traverser un pont. Malheureusement, ne peuvent passer que deux personnes en même temps.

Le problème est que :

– Annie ne veut plus rester seule avec Yvonne.

– Yvonne ne veut plus rester seule avec Bernard.

Comment va s'y prendre Christophe pour faire traverser tout le monde en respectant le souhait de chacun ?

Correction
La dispute

Ce petit problème est en fait très simple.

Yvonne est la personne qui entre dans les deux conditions ; tout se base donc sur elle.

Christophe va l'emmener en premier.
Puis, il revient seul.
Il emmène ensuite au choix Annie ou Bernard.
Il ramène Yvonne avec lui.
Il prend la personne restante (ou Annie ou Bernard).
Il revient seul pour récupérer Yvonne.

La foire

Dans l'introduction, je vous disais que plus vous utilisez vos souvenirs, plus ils sont faciles d'accès. L'exercice suivant en est une parfaite illustration.

Si vous êtes « matheux » ou lycéen, vous le trouverez très simple ; si le lycée est loin derrière vous, vous le trouverez affreux ! Et pourtant, vous savez le résoudre…

Faites-vous aider de votre enfant ou de votre petit-enfant (si vous ne craignez pas qu'il se moque de vous).

Richard aime jouer. Son jeu favori : la roue aux deux couleurs ; c'est une sorte de roulette qui alterne des cases rouges et des cases noires.

– À chaque fois que le rouge sort, il gagne 40 points.
– À chaque fois que le noir sort, il perd 60 points.

Au bout de 16 tours de roulette, Richard a perdu 60 points.

Combien de fois la roue s'est-elle arrêtée sur le rouge et sur le noir ?

Correction
La foire

Pour résoudre cet exercice à deux inconnues (le nombre de fois où le rouge est sorti et le nombre de fois où le noir est sorti), il faut trouver deux équations les mettant en jeu : si le rouge sort, écrivez R ; si le noir sort, écrivez N.

Vous pouvez donc dire qu'en 16 tours de roue il est sorti N fois le noir et R fois le rouge.

Vous tenez votre première équation : N + R = 16.

Richard a donc gagné 40 x R points, et a perdu 60 x N points.

La seconde équation est là... Il suffit de dire que, mathématiquement, perdre des points, c'est gagner des points négatifs, et vous écrivez :

$$40R - 60N = -60$$

Le principe, maintenant, est de créer une équation où n'apparaît qu'une seule inconnue. Vous pouvez vous baser sur N ou sur R. Prenons N. (Entraînez-vous, ensuite, en tentant de résoudre l'exercice en vous basant sur R.)

D'après la première équation : N = 16 - R

D'après la seconde équation : 40R - 60 (16 - R) = - 60

$$40R - 960 + 60R = -60$$
$$100R = 900$$
$$\mathbf{R = 9}$$

Et donc : N + R = 16

$$N + 9 = 16$$
$$\mathbf{N = 7}$$

Une petite vérification :

$$60 \times 7 = 420$$
$$40 \times 9 = 360$$
$$+ 360 - 420 = -60$$

La roue s'est arrêtée 7 fois sur le noir et 9 fois sur le rouge.

Les animaux de compagnie

Chacun a un animal d'une couleur de poils particulière ; il s'agit de tout remettre dans l'ordre…

– Antoine n'a ni chien ni chat.
– Le lapin n'est ni gris ni marron.
– Michel a un animal blanc.
– Le chat n'est ni blanc ni noir.
– Annie a un cheval.
– Judith n'aime pas le marron.

Correction
Les animaux de compagnie

Une petite astuce ? Lorsqu'un problème est trop compliqué, écrivez les items qui le composent (ici : Michel, Antoine, chien, chat...); vous les visualiserez mieux qu'au milieu d'une phrase, et les retiendrez plus facilement car vous devrez les intégrer pour les écrire. Vous pourrez de suite noter les premières associations.

Ce conseil fonctionne aussi pour les problèmes du quotidien !

Vous obtenez :

– Antoine, Michel, Annie, Judith.
– Chat, lapin, cheval, chien.
– Gris, marron, blanc, noir.

Vous allez d'abord remettre à chacun son animal.
D'après la ligne une : Antoine = lapin ou cheval.
D'après les lignes trois et quatre : Michel = lapin, chien ou cheval.
D'après la ligne cinq : Annie = cheval.
Judith : chat, lapin, cheval ou chien.

Donc :
Annie a un cheval.
Par conséquent : ***Antoine a un lapin.***
La déduction se poursuit : ***Michel a un chien.***
Il ne reste qu'une possibilité : ***Judith a un chat.***

C'est le même principe pour les couleurs.
D'après la ligne trois : ***le chien est blanc.***
D'après les lignes quatre et six : ***le chat est gris.***
D'après la ligne deux et ce que vous avez trouvé : ***le lapin est noir.***
Logiquement : ***le cheval est marron.***

Au total, vous devez avoir :
Michel = chien, blanc. *Antoine = lapin, noir.*
Annie = cheval, marron. *Judith = chat, gris.*

L'archéologue 1

Un archéologue se trouve devant un petit problème : il a devant lui 7 pièces d'or, à première vue identiques. En fait, 6 sont précieuses, la septième est fausse.

Une seule chose est sûre : la fausse pièce est plus légère que les vraies.

Habitué à ce genre de situation, il a sur lui une balance à plateaux. Confiant, il sait qu'en deux pesées au plus, il la distinguera !

Comment fait-il ?

Correction
L'archéologue 1

La solution est de diviser les pièces en 3 tas : un tas comprenant 1 pièce et deux tas comprenant 3 pièces.

Première pesée : *prenez les deux tas de 3 pièces, mettez-les sur les deux plateaux.*

– Si la balance est équilibrée, la fausse pièce est celle restée seule.

L'exercice est alors terminé.

– Si la balance penche, la fausse pièce est du côté le plus léger.

Écartez les 3 autres et gardez ces 3 pièces (côté léger) pour une seconde pesée.

Seconde pesée : *il vous reste 3 pièces. Mettez-en une de côté, et une sur chaque plateau.*

– Si la balance est équilibrée, la fausse pièce est celle mise de côté.

– Si la balance penche, la fausse pièce est celle posée sur le plateau le plus haut.

L'archéologue 2

Vous voulez suivre cet archéologue dans ses aventures. Il décide de vous soumettre à un petit test pour voir si vous avez de la jugeote.

Il vous dit la chose suivante :

– J'ai un coffre rempli d'une quantité (x) de sacs.

– Chacun contient une quantité inconnue de pièces.

– Il n'y a pas forcément le même nombre de pièces dans tous les sacs.

– Un des sacs contient des fausses pièces. Chacune pèse 9 g, alors que les vraies pèsent 10 g.

Si je te donne un crayon et une balance, peux-tu trouver le sac de fausses pièces en une seule pesée ?

Comment faire ?

Correction
L'archéologue 2

Le problème se complique car les informations manquent cruellement. En fait la réponse est très simple. Il suffisait d'y penser…

Vous ne pouvez pas comparer le poids des sacs les uns par rapport aux autres, car il n'y a pas le même nombre de pièces dans chacun d'entre eux.

La seule solution est donc :

– Numérotez chaque sac avec le crayon (si, par exemple, il y a 12 sacs, numérotez-les de 1 à 12).

– Prenez un nombre de pièces équivalant au numéro dans chaque sac (par exemple : prenez 1 pièce du sac n° 1, 2 pièces du sac n° 2… 9 pièces du sac n° 9…).

– Pesez le total des pièces prises dans chaque sac.

Comptez le total des pièces sorties. Si, par exemple, il y en a 78, le poids indiqué sur la balance devrait être 10 x 78 = 780 g.

Si la balance donne 777 g, donc 3 g de moins, il y a 3 fausses pièces. Les fausses pièces seraient dans ce cas dans le sac n° 3.

Vous imaginez bien que ce système fonctionne avec n'importe quel nombre de sacs (x), sans avoir besoin de connaître le nombre de pièces qu'il contient.

Le tir à l'arc

Étienne fait une partie de tir à l'arc avec son ami. Comme ils sont de bons joueurs, il veut mettre un peu de piment au jeu.

Il propose la règle suivante :
– À chaque fois qu'il atteint la cible, son ami lui donne 40 F.
– À chaque fois qu'il rate la cible, il donne 50 F à son ami.
Après 13 flèches, son ami a gagné 110 F.

Combien de fois Étienne a-t-il manqué sa cible ?

Remarque : cet exercice ne vous rappelle rien ?
– Si oui, tant mieux, je l'ai fait exprès... Servez-vous de la stratégie qui vous a permis de résoudre le premier. Ou servez-vous de ce que vous avez retenu de sa correction.
– Sinon, vous devez continuer l'entraînement de mémorisation et de concentration.

Correction
Le tir à l'arc

La stratégie est exactement la même que celle de l'exercice « La foire ». Si vous avez abandonné à celui-ci, je vous propose de le refaire simplifié : ne regardez pas la correction suivante mais essayez de le refaire avec la correction de « La foire » sous les yeux. Votre cerveau devra copier la bonne stratégie et transposer les nouveaux items dans la situation connue.

Il y a, dans cet exercice, deux inconnues. Il faut donc vous débrouiller pour trouver deux équations.

La première est : *mathématiquement, s'il gagne, il reçoit positivement; s'il rate, il reçoit négativement.*

Étienne a raté X fois la cible et l'a touchée Y fois. Donc, il a X fois - 50 et Y fois + 40. Il a perdu 110 F, donc a - 110 F.

Une fois posée en « phrase » mathématique, vous obtenez :

$$\boldsymbol{X(-50) + Y(40) = -110}$$

La seconde est : *vous savez qu'il a tiré 13 flèches. Vous pouvez donc écrire : X + Y = 13. Il suffit de remplacer une des deux inconnues, dans une équation, et de l'injecter dans l'autre :*

$$X + Y = 13 \qquad\qquad X = 13 - Y$$

$$X(-50) + Y(40) = -110$$
$$(13 - Y)(-50) + Y(40) = -110$$
$$50Y + 40Y - 650 = -110$$
$$90Y = 540$$
$$\boldsymbol{Y = 6}$$

Il a touché 6 fois la cible.

$$X + Y = 13$$
$$X + 6 = 13$$
$$\boldsymbol{X = 7}$$

Étienne a manqué 7 fois la cible.

La distribution de bonbons

Voici 20 enfants (symbolisés par des cases) assis devant la table du goûter. Chacun a le droit à 5 friandises (symbolisées par □, ○, △, ✚ et ⬠).

Le hasard fait que 3 enfants se retrouvent avec exactement les mêmes bonbons.

Qui sont-ils ?

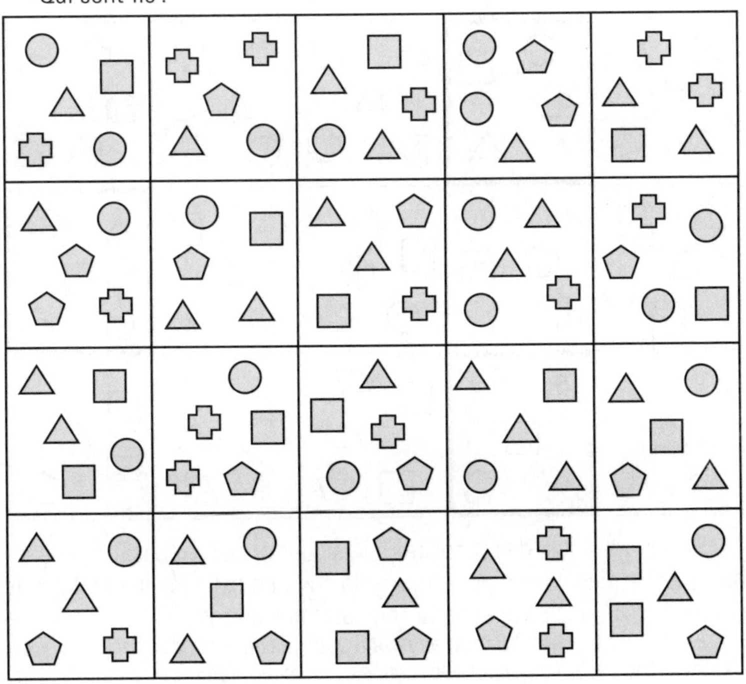

Correction
La distribution de bonbons

Il fallait deviner ces 3 cases :

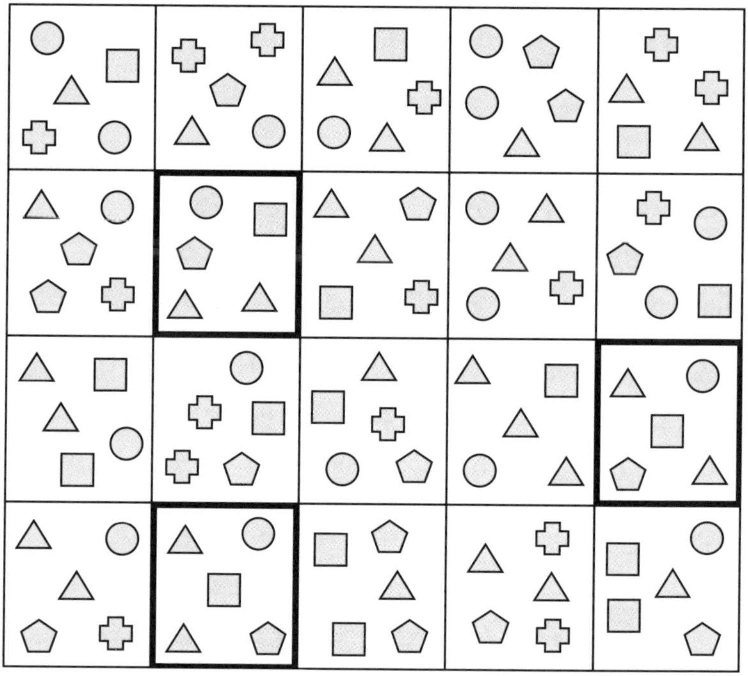

Sauf si vous avez des capacités mnésiques et de spatialisation phénoménales, le plus simple pour trouver la solution est sans doute de vous concentrer sur une case et de la comparer aux autres.

Exemple : *la première case en haut à gauche contient deux cercles ; recensez les autres cases contenant deux cercles... Aucune n'étant composée des cinq mêmes formes, elle ne peut donc faire partie du lot gagnant. Vous pouvez la rayer. Procédez de la même manière avec la deuxième, la troisième... case. Vous irez de plus en plus vite car, au fur et à mesure, vous rayez des possibilités.*

Le repas de famille

Ah ! la famille... Gérer les différents liens relève de l'exploit ! C'est logique, car le nombre de rapports de sang et d'alliances est beaucoup plus important que vous ne pourriez le croire. En voici un exemple.

Autour d'une table de 6 couverts, sont regroupés :

– La mère de Luc.
– La grand-mère d'Aurélie.
– La fille d'Odile.
– La fille de Germaine.
– La mère d'Odile.
– Le petit-fils de René.
– La petite-fille de Germaine.
– La petite-fille de René.
– La mère d'Aurélie.
– Le père d'Odile.
– Le père d'Aurélie.
– Le grand-père de Luc.
– Le grand-père d'Aurélie.
– La fille de René.
– Le fils d'Odile.
– Le père de Luc.
– La grand-mère de Luc.
– Le petit-fils de Germaine.

Sachant que Luc et Aurélie sont frère et sœur, quel est le lien de parenté entre :

René et Odile.
Maxime et Odile.
Maxime et Germaine.

N'oubliez pas que c'est un exercice de stratégie ! Ne vous lancez pas tête baissée, vous risqueriez de tourner en rond pendant longtemps... Comme pour les situations difficiles à résoudre de la vie quotidienne, prenez votre temps, analysez bien les paramètres et servez-vous de ce que vous avez appris (ici, les exercices précédents).

Correction
Le repas de famille

Le plus simple, c'est d'abord de recenser les personnages. Vous savez qu'il y en a 6 (énoncé de l'exercice).

Vous les nommez... Il en manque un... c'est Maxime.

Puis il faut supprimer les personnages fictifs. Grâce à l'information de fratrie entre Luc et Aurélie, vous parvenez tout de suite à en ôter quelques-uns.

Par exemple : *la mère de Luc et la mère d'Aurélie ne sont qu'une seule et même personne.*

Ensuite, vous pouvez dessiner un petit arbre généalogique pour vous faciliter la tâche = quatre personnes se placent facilement : Luc, Aurélie, leur mère et leur père.

Il reste deux personnes à trouver. D'après la liste, vous voyez que c'est le grand-père et la grand-mère de Luc et Aurélie : ils ne peuvent être que Germaine et René, les seules personnes à avoir des petits-enfants.

Par déduction, Odile (ayant fils et fille ainsi que père et mère) est le cinquième personnage (génération intermédiaire).

Il ne reste plus que Maxime qui d'après la liste ne peut être que le père de Luc et Aurélie.

La solution est donc :

René et Odile : père, fille.
Maxime et Odile : mari, femme.
Maxime et Germaine : gendre, belle-mère.

Les tares

À force de comparer le poids de ses différentes cagettes de fruits, votre épicier est un peu perdu...

Aidez-le à retrouver le poids des cagettes de nectarines, de prunes et de mirabelles sachant que :

– La cagette de prunes pèse 4 kg.

– La cagette de nectarines pèse le poids des prunes + celui des mirabelles.

– La cagette de mirabelles pèse le poids des prunes + la moitié des nectarines.

Correction
Les tares

Il existe deux façons de trouver la réponse.

En voici une… Si vous n'aviez pas réussi, tentez de résoudre le problème grâce à cette première solution qui se base sur les nectarines. Vous vous baserez sur les mirabelles.

Je simplifie d'abord l'écriture comme suit :

Prunes = P
Nectarines = N
Mirabelles = M

D'après le texte, vous savez que :

$$P = 4$$
$$N = P + M$$
$$M = P + 1/2N$$

Donc :

$$N = 4 + M$$
$$N = 4 + (P + 1/2N)$$
$$N = 4 + 4 + 1/2N$$
$$1/2\,N = 8$$
$$N = 16$$

$$M = P + 1/2N$$
$$M = 4 + 8$$
$$M = 12$$

La bonne occas'

C'est décidé, vous allez enfin changer de voiture !

Après maintes visites, un nombre incalculable de coups de téléphone et un cahier entier de notes brouillons sur chacun des véhicules, vous hésitez entre 4 modèles.

En rassemblant vos notes les concernant (celles que vous n'avez pas égarées), vous retrouvez les comparaisons suivantes :

– La voiture de M. Nivet a 40 000 km de plus que la voiture beige.

– La voiture beige a 50 000 km de moins que la voiture de M. Pierre.

– La voiture de M. Jelly, qui n'est pas verte, a 40 000 km.

– La voiture de M. Pierre a le plus gros kilométrage. Elle est de la même couleur que celle de M. Corti, mais pas noire !

Sachant que la voiture de M. Corti fait 150 000 km de moins que le total des trois autres voitures, essayez de remettre à chacun la couleur et le kilométrage de son véhicule.

Si ce problème vous paraît trop difficile, voici un petit conseil : après avoir écrit tous les items, regroupez-les en un tableau. Vous pouvez, par exemple, mettre les personnages sur quatre lignes et les couleurs sur trois colonnes.

Barrez les cases impossibles, et la solution apparaîtra.

Correction
La bonne occas'

Le seul moyen de vous sortir d'un tel énoncé est de prendre les choses dans l'ordre ! Vous pouvez même faire un tableau récapitulatif.

Pour le kilométrage, il faut calculer en fonction des personnes et des couleurs. Vous allez donc remettre la bonne couleur à chacun !

Il y a : M. Nivet, M. Pierre, M. Jelly et M. Corti.

D'après la dernière information, deux voitures ont la même couleur.

Il y a donc : noir, beige et vert.

Si vous rassemblez les informations, vous obtenez :

M. Nivet : noir ou vert
M. Pierre et M. Corti : vert ou beige
M. Jelly : noir ou beige

D'après la deuxième information, la voiture de M. Pierre ne peut pas être beige. Vous avez donc la couleur associée à M. Pierre et M. Corti : vert. Par déduction, M. Nivet a forcement une voiture noire, et donc, M. Jelly, une voiture beige.

Récapitulons... Vous connaissez maintenant ces couples :

M. Nivet : noir — *M. Jelly : beige*
M. Pierre : vert — *M. Corti : vert*

La troisième information vous donne : M. Jelly = 40 000 km.

D'après la première information, vous déduisez :
la voiture de M. Nivet a 40 000 km + 40 000 km = 80 000 km
D'après la deuxième information, vous concluez :
la voiture de M. Pierre a 50 000 km + 40 000 km = 90 000 km
D'après l'aide sur le kilométrage de la voiture de M. Corti, vous pouvez finalement déduire :
90 000 km + 80 000 km + 40 000 km - 150 000 km = 60 000 km

Au total, la réponse est :

M. Nivet = noir, 80 000 km — ***M. Jelly = beige, 40 000 km***
M. Pierre = vert, 90 000 km — ***M. Corti = vert, 60 000 km***

Le papier peint

Si vous décidez, après avoir fait votre papier peint, de retrouver le prix unitaire de chaque rouleau, vous pourrez faire face à ce type de problème. Il y a :

– 4 rouleaux ciel.
– 10 rouleaux blancs.
– 4 rouleaux écrus.
– 2 rouleaux azur.

Votre facture était de 1 020 F. Vous vous rappelez que :

– 1 rouleau ciel coûte 10 F de plus qu'1 rouleau azur.
– Le total des rouleaux blancs fait 4 fois le prix du total des rouleaux azur.
– 1 rouleau écru coûte 20 F de plus qu'1 rouleau azur.

Correction
Le papier peint

Ce problème est très difficile et demande une bonne organisation. Il faut mémoriser chaque paramètre. L'unique façon de le résoudre est d'utiliser au maximum votre stratégie pour comptabiliser les indices et les utiliser dans le bon ordre…

Simplifions d'abord l'écriture :

Rouleaux ciels = C — *Rouleaux blancs = B*

Rouleaux écrus = E — *Rouleaux azur = A*

Le plus simple est de poser en équation les trois informations dont vous vous souvenez. Vous obtenez :

$C = 10 + A$ $\quad$ $10B = 4\,(2A)$ $\quad$ $E = 20 + A$

Normalement, vous devez vous apercevoir que A revient dans chaque équation !

Le seul résultat connu est le total de tous les rouleaux. Vous allez donc remplacer chaque inconnue par A. Vous obtenez ces équations :

$$4C + 10B + 4E + 2A = 1\,020$$
$$4\,(10 + A) + 4\,(2A) + 4\,(20 + A) + 2A = 1\,020$$
$$40 + 4A + 8A + 80 + 4A + 2A = 1\,020$$
$$120 + 18A = 1\,020$$
$$18A = 900$$
$$\mathbf{A = 50\ F}$$

Vous n'avez plus qu'à faire le chemin inverse, d'après les trois informations :

$C = 10 + A$ $\quad$ $E = 20 + A$ $\quad$ $10B = 4\,(2A)$

$\mathbf{C = 60\ F}$ $\quad$ $\mathbf{E = 70\ F}$ $\quad$ $10B = 400$

$\mathbf{B = 40\ F}$

Les cadeaux de Noël

Ce dernier exercice est très difficile. Il n'a pas de piège, mais il regroupe beaucoup d'items. Si vous avez réussi les autres, concentrez-vous et réfléchissez bien.

Si vous avez dû regarder les corrections, servez-vous-en ! Utilisez ce que vous en avez retenu ; tout y est pour résoudre celui-ci.

Le moment tant attendu est arrivé ! C'est la distribution des cadeaux lors d'une grande fête réunissant tout un village.

Cinq enfants reçoivent chacun un présent de leur grand-mère. Il s'agit de deviner, pour chacun de ces enfants, quel est son cadeau et de qui il vient ?...

– Laura n'a pas reçu le cerf-volant.

– Rose a offert une maquette à son petit-enfant.

– Le livre est allé à Mélodie, mais ce n'est pas de la part de Germaine.

– Julien a reçu un mini-ordinateur, mais Martine n'est pas sa grand-mère.

– Richard, le petit-fils de Paulette, n'a pas eu de cassette.

– Le mini-ordinateur n'est pas de la part d'Odette.

– Gaétan n'a pas eu de maquette.

– Mélodie n'est pas la petite-fille de Martine.

Correction
Les cadeaux de Noël

Cet exercice est difficile car, paradoxalement, les informations y sont nombreuses. De plus, les informations directes sont rares. Il faut prendre des chemins détournés pour trouver la solution. Le plus simple est de rassembler les parties de trios que vous connaissez grâce au texte :

Rose = maquette *Livre = Mélodie*
Mini-ordinateur = Julien *Paulette et Richard*

Il faut ensuite procéder par élimination. D'après les quatre couples recensés, Mélodie, Julien et Richard ne peuvent être associés à « Rose = maquette ». D'après la ligne sept, Gaétan non plus. Il ne reste qu'une seule possibilité :

Rose = maquette = Laura

Toujours par élimination, vous pouvez maintenant déduire autre chose : Laura et Richard ne sont pas associés à Martine. D'après les lignes quatre et huit, Julien et Mélodie non plus. Il ne reste qu'une seule possibilité : Martine est la grand-mère de Gaétan. Par conséquent : Gaétan, Laura et Richard ne sont pas associés à Germaine. D'après la ligne trois : Mélodie n'a pas Germaine pour grand-mère. Germaine est la grand-mère de Julien. Vous l'avez compris, il ne reste qu'Odette et Mélodie.

Récapitulons... vous avez tous les personnages :

Paulette = Richard *Rose = Laura* *Martine = Gaétan*
Germaine = Julien *Odette = Mélodie*

Les trois quarts de l'exercice sont accomplis. Voyons maintenant les cadeaux pour chaque couple de personnes.

Vous avez déjà trouvé : ***Rose = Laura = maquette.***
D'après la ligne trois : ***Odette = Mélodie = livre.***
D'après la ligne quatre : ***Germaine = Julien = mini-ordinateur.***
Il reste à distribuer le cerf-volant et la cassette.
D'après les lignes une et cinq : ***Paulette = Richard = cerf-volant.***
Martine = Gaétan = cassette.

CHAPITRE III

Mémoire et spatialisation

La spatialisation est une fonction cognitive peu connue, mais je vous assure que vous l'utilisez à longueur de journée. C'est votre capacité à appréhender l'espace qui vous entoure, et c'est votre faculté à analyser les différents objets et leurs mouvements.

Par exemple : vous l'utilisez constamment quand vous êtes au volant. En effet, à tout moment vous imaginez non seulement la trajectoire que va avoir votre voiture, mais aussi celle des autres véhicules (sauf si c'est un chauffard, car alors vous ne pouvez pas prévoir, ce qui augmente le risque de collision). La spatialisation vous permet donc de savoir si vous avez le temps de doubler tel camion, si vous avez la place de vous rabattre devant telle voiture, si ce cycliste qui tourne sera sur votre chemin…

Cette cognition est très développée chez les sportifs. Ils visualisent, par exemple, quasi instantanément la trajectoire de la balle ou le déplacement de l'adversaire. Mais, bien entendu, il n'est pas nécessaire d'être sportif pour devoir développer cette fonction intellectuelle. Elle vous permet d'éviter les obstacles, de traverser la rue, de trouver le trajet le plus approprié…

Ce chapitre est constitué d'exercices qui obligent votre cerveau :
– À prendre en compte tout l'espace possible.
– À naviguer pour trouver un emplacement particulier.
– À ne pas oublier une partie ou un recoin.
– À vous situer par rapport à un lieu.

Votre mémoire étant constamment sollicitée et vous allez devoir travailler pour chaque exercice :

– Votre encodage, en traduisant en langage neuronal les emplacements à mémoriser.
– Votre stockage, en classant les différentes informations.
– Votre restitution, en utilisant l'espace intégré.

La tâche, parfois très simple, sera très bénéfique. Il est, en effet, rare de trouver les moyens de développer cette partie de l'intellect. Si vous n'êtes ni sportif ni conducteur, entraînez-vous sérieusement !

Il en manque un ! 1

Ci-dessous figure une série qui va de 1 à 30. Essayez, le plus vite possible, de trouver l'élément manquant.

5	11	19	25	20		
2	24	27	4			
12	1	30	21	17		
13	10	8	18	23		
6	22	7	28	15		
29	9	14	3	16		

Entraînez-vous à ce genre d'exercice en augmentant, au fur et à mesure, la taille du cadre englobant les items.

Pour un travail très efficace, faites de même à l'échelle humaine.

Par exemple : *notez une liste d'objets peu utilisés (ampoule de rechange, jeu de cartes, dictionnaire…) puis, mentalement, visualisez votre logement.*

Parcourez, de tête, le chemin pour aller les chercher les uns après les autres.

Tentez de les imaginer à leur place…

Correction
Il en manque un ! 1

Comme pour le chapitre précédent, ce petit échauffement est très simple. Il vous permet de comprendre, en pratique, ce qu'est l'appréhension de l'espace.

Il faut bien évidemment compliquer la tâche vous-même.

*Ici, le nombre **26** est absent du tableau.*

Il en manque un ! 2

La consigne est exactement la même. J'ai simplement augmenté la difficulté.

Retrouvez la lettre manquante de la série.

A Z
U
O I
S
N W
L
R
Q
Y B
P
J K
E
H
D
X
T
G
C
M F

Correction
Il en manque un ! 2

*Cette fois-ci, c'est la lettre **V** qui manque à l'appel.*

Vous avez, sans doute, cherché chaque lettre dans l'ordre alphabétique. C'était mon but.

Vous avez été obligé de faire errer votre regard sur toute l'aire de jeu.

Lire une page autrement que dans le sens de la lecture est un peu déroutant, non ?

Si vous avez trouvé la solution, juste en vous apercevant qu'il manquait le « V », sans compter, c'est que vous avez comparé votre pool de lettres mémorisées avec la photographie mentale de la page observée. Vous êtes peut-être surdoué…

Il y a, malheureusement, une autre explication : cette lettre est importante à vos yeux ou vous la côtoyez sans cesse. Vous l'avez cherchée immédiatement…

Le quadrillage 1

Le but de cet exercice est de vous faire visualiser des emplacements précis de l'espace.

Vous allez lire une série de couples « lettre/chiffre » puis, vous allez pointer les cases correspondantes sur la grille de la page suivante.

Vous lisez par exemple : D4, G1, A8, C2.

Tournez la page et mettez les 4 points comme suit.

	A	B	C	D	E	F	G	H
1							o	
2			o					
3								
4				o				
5								
6								
7								
8	o							

C'est à vous : D5, B7, A3, F6, C7.

Tournez la page.

Le quadrillage 1 « suite »

Pointez la série de couples sur ce tableau.

	A	B	C	D	E	F	G	H
1								
2								
3								
4								
5								
6								
7								
8								

Lisez à présent cette série : D2, F8, A4, F2, C7, E5, G3

Cachez-la et essayez de la pointer sur ce même tableau (utilisez des croix pour la différencier de la première).

Le quadrillage 2

Entraînez-vous en préparant des grilles et en pointant ces séries de plus en plus longues.

Attention, il vaut mieux en réussir des petites sans faute que l'inverse.

F4, D8, A1, E4, D7
D7, B2, A6, A2, G3, H2, C8
F3, A7, H2, B5, E4, C6, C3
A4, F7, C4, B5, G6, D1, H8, C3, E2
G7, A3, F6, C7, B4, E1, A2, H4, D2

	A	B	C	D	E	F	G	H
1								
2								
3								
4								
5								
6								
7								
8								

Correction
Le quadrillage 1

Vous avez réussi cet exercice (et sa « suite ») si vous obtenez ce tableau :

	A	B	C	D	E	F	G	H
1								
2				x		x		
3	o						x	
4	x							
5				o	x			
6						o		
7		o	o x					
8						x		

Si ce n'est pas le cas, relisez les séries et retentez votre chance…

Le coup d'œil

Cette page pourrait figurer au chapitre « Mémoire pure », car vous aller devoir photographier, pendant un bref instant, une multitude de formes. C'est un travail de mémoire courte !

Toutes ces formes vont par paires. Seules deux d'entre elles sont uniques. Pourrez-vous les retrouver au plus vite, sans faire de marque sur la feuille ?

Si vous avez des difficultés, je vous donne une petite astuce en début de correction.

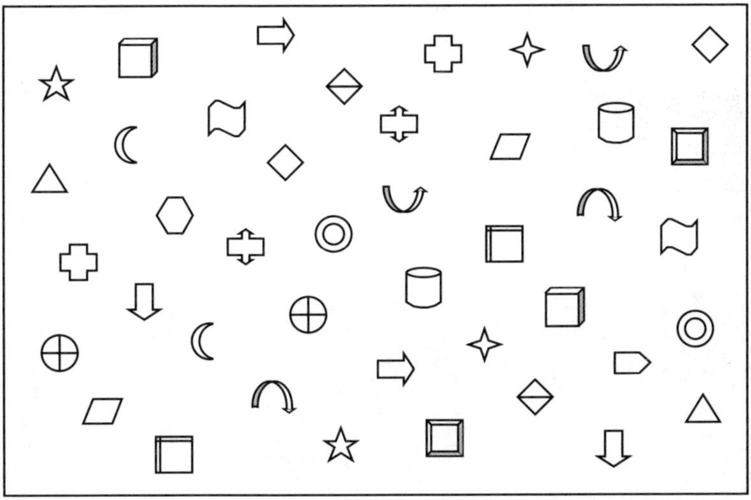

Correction
Le coup d'œil

Si vous n'avez pas trouvé la solution, lisez cette astuce et tentez de refaire l'exercice : votre cerveau est habitué à gérer l'espace d'une feuille (et tout support plat) en l'observant de haut en bas et de gauche à droite. C'est le sens de la lecture !

Pour aider votre mémoire à ne pas analyser dix fois la même forme, respectez ce sens et procédez par élimination…

Les deux intrus sont :

Les liens de parenté

Lorsque vous essayez de présenter votre famille à quelqu'un, il faut dans certains cas vous torturer l'esprit…

Vous devez, grâce à l'organigramme ci-dessous, retrouver les liens de parenté qui unissent ces couples de personnes.

Jacques et Kévin.
Jeannine et Martine.
Marie et Edmond.
Sylvie et Michel.
Sandrine et Claire.
Bruno et Francine.
René et Sylvie.

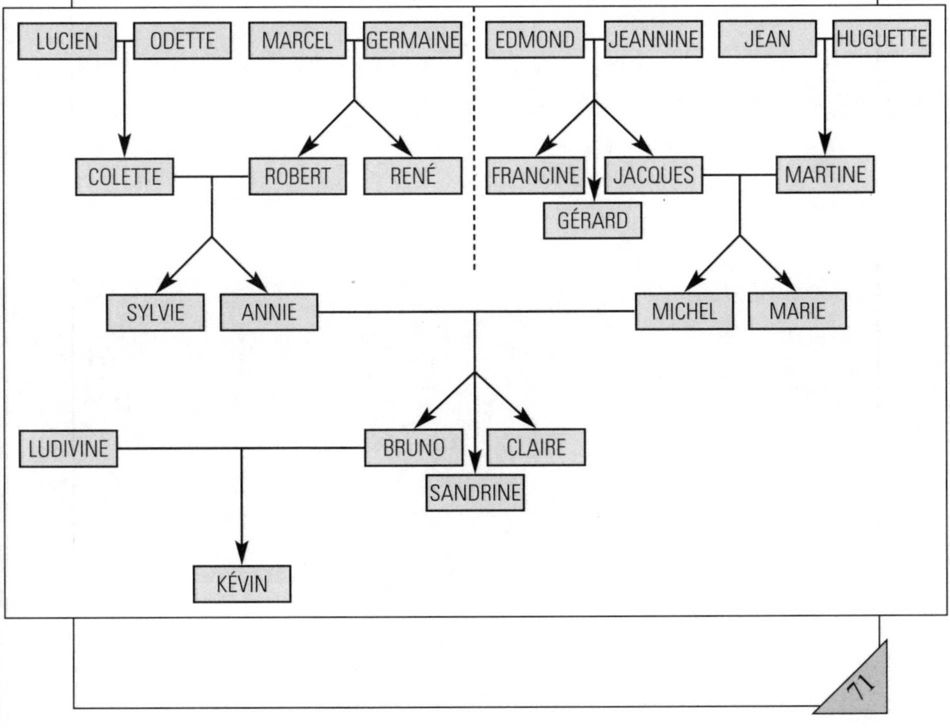

Correction
Les liens de parenté

Voici les liens qui unissent ces personnages :

– *Jacques et Kévin* : ***arrière-grand-père ; arrière-petit-fils.***
– *Sylvie et Michel* : ***belle-sœur ; beau-frère.***
– *Jeannine et Martine* : ***belle-mère ; belle-fille.***
– *Sandrine et Claire* : ***sœurs.***
– *Marie et Edmond* : ***petite-fille ; grand-père.***
– *Bruno et Francine* : ***petit-neveu ; grand-tante.***
– *René et Sylvie* : ***oncle ; nièce.***

La séquence d'ADN

Les brins d'ADN sont composés d'une succession faramineuse de quatre bases azotées symbolisées par : A, T, C et G.

Les biologistes qui recherchent les différentes séquences « s'arrachent les cheveux ».

Voyez si ce travail vous paraît facile…

Exercez-vous à trouver la séquence TACG dans ce brin (totalement fictif), ligne par ligne.

ATCTGACGATACGCAGTCAGTCAGATCGTACGATAGTCATACGAGCTGACTGATC
AAGATCGCTACTACGTGATACGAGTCTGACCATGTACGACTGATCGGCATGATCC
TGATACGACTGAZCTGTACTCTGATACGACTGTAGCATACTACGCTACGATCGAT
ACCATACGGATCGATACGACTTGAGCTACGATCTACGAGTGCATCTACGATTGAC
CAATGAGTCAGTACGTACGATCGATCAGACTACGACTAGCATGTACGATGCTACG
TGACGATCAGTACGTGACGATGCTTACGCAGATCAGTC

Correction
La séquence d'ADN

Ce travail est, vous l'avez remarqué, fatigant pour les yeux. À petite dose, ce n'est pas néfaste.

Une chose est sûre, c'est très bon pour vos méninges car vous devez lire en faisant des va-et-vient sur chaque ligne. C'est une gymnastique que votre cerveau et vos yeux ne font jamais… d'où la fatigue !

Ligne par ligne, il y a ce nombre de séquences TACG :

Ligne une = ***3***
Ligne deux = ***3***
Ligne trois = ***4***
Ligne quatre = ***5***
Ligne cinq = ***5***
Ligne six = ***2***

Les cubes 1

Voici le premier des trois exercices « Les cubes ». J'en ai fait trois, car c'est l'entraînement de spatialisation par excellence. En effet, il regroupe deux grands processus de cette cognition :

– Il vous faut imaginer les cubes en trois dimensions.

– Il vous faut recréer l'espace invisible pour compter les cubes qui ne se voient pas.

C'est de cette façon que votre cerveau procède pour, par exemple, retrouver un objet tombé derrière un meuble.

Vous avez vu le point de départ de la chute, mais vous ne voyez plus l'objet et vous ne voyez pas l'emplacement arrière du meuble... Vous savez pourtant où il est (vous visualisez la trajectoire). Vous dirigez, à l'aveugle, votre bras à une distance convenable (vous évaluez l'espace). Vous ouvrez suffisamment la main pour l'attraper (vous imaginez la troisième dimension).

Essayez de comptabiliser le nombre de cubes qui composent cette figure. Attention, la difficulté consiste à ne pas oublier les cubes qui ne se voient pas !

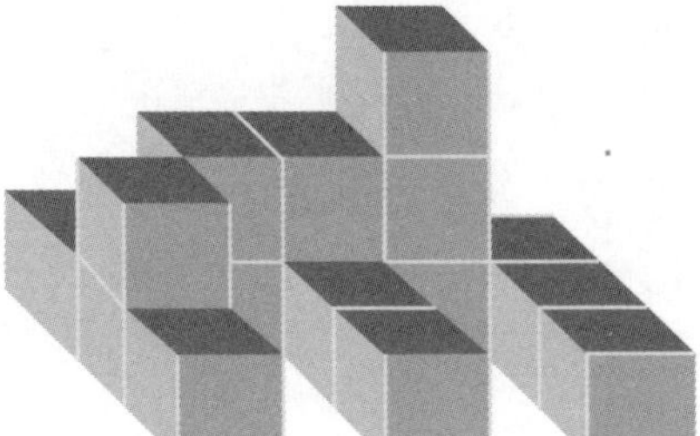

Les cubes 2

Attention ! Les choses se compliquent.

Essayez de comptabiliser le nombre de cubes qui composent cette figure.

Soyez attentifs !

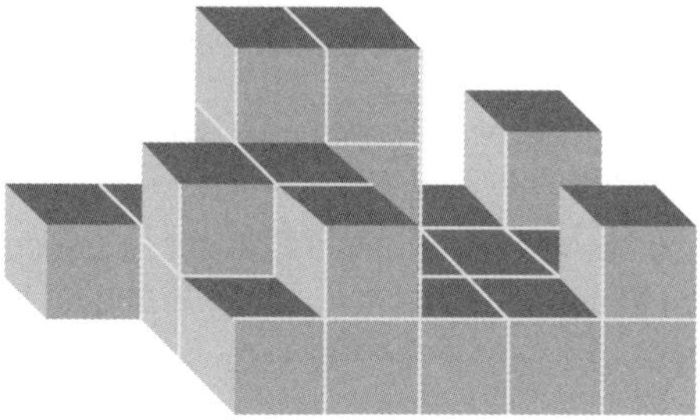

Les cubes 3

Une dernière fois...

Si vous avez trouvé les premiers difficiles, aidez-vous d'une autre cognition ! Par exemple, employez votre stratégie en comptant par colonne.

Si vous trouvez ces exercices simples, compliquez la tâche en essayant de faire tourner ce dessin dans votre tête, comme pour un logiciel de trois dimensions.

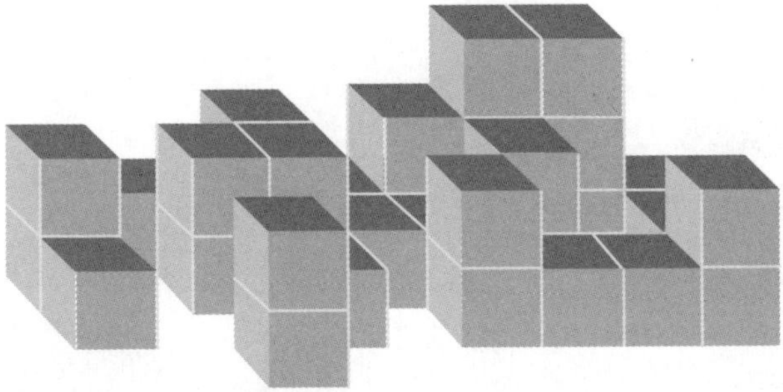

Correction
Les cubes

Les cubes 1 :

*vous devez avoir trouvé = **16***

Les cubes 2 :

*vous devez avoir trouvé = **25***

Les cubes 3 :

*vous devez avoir trouvé = **35***

Le quartier d'à côté 1

Avez-vous le sens de l'orientation ? Mémorisez-vous facilement un chemin ?

Regardez attentivement un morceau fictif de carte pendant une minute… puis, tournez la page…

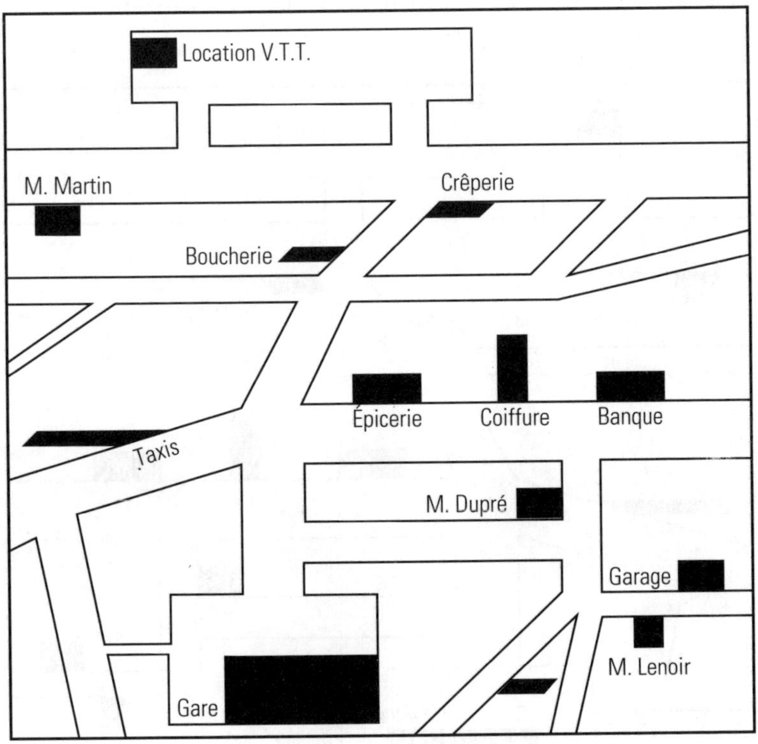

Le quartier d'à côté 1 « suite »

Prenez un crayon. Voyez si vous pouvez tracer le chemin suivant, sur ce plan : vous êtes M. Martin. Vous partez de chez vous pour rejoindre M. Lenoir, votre ami. Chez lui, vous lui proposez de faire une balade en vélo. Il accepte mais doit d'abord aller chercher sa carte orange à la gare. Vous vous rendez à la gare. De là, vous partez pour le stand de location de V. T. T. Mais vous faites un petit détour pour prendre du liquide à la banque.

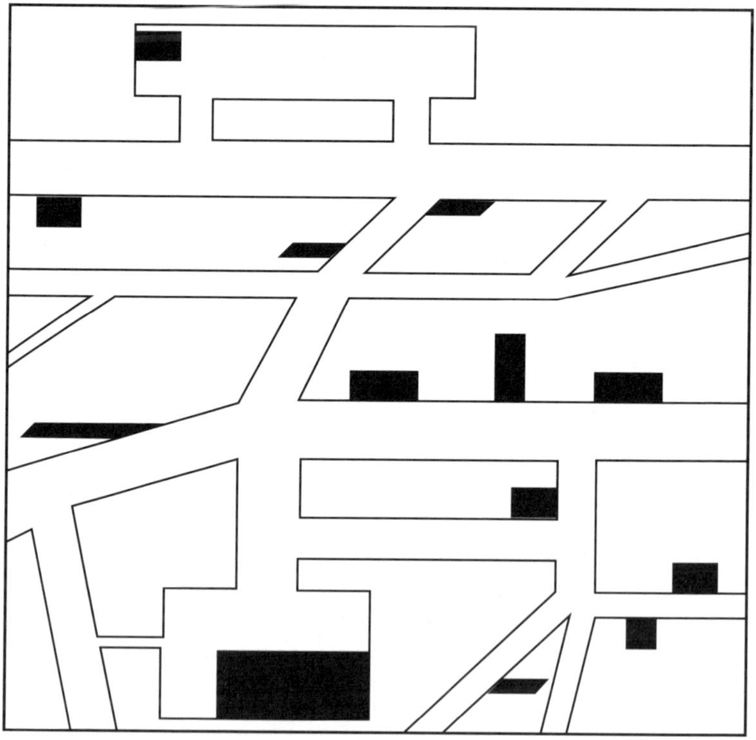

Le quartier d'à côté 2

Si la tâche précédente était trop simple, vous pouvez vous attarder à celle-ci. Essayez de tracer le chemin suivant : vous êtes M. Dupré. Vous partez du garage où vous venez de récupérer votre voiture. Vous vous rendez à l'épicerie, puis à la boucherie. De là, vous allez chercher votre fils à la gare. Vous rencontrez M. Martin qui vous propose une soirée crêpes. Vous rentrez donc chez vous pour prendre le reste de la famille et partez pour la crêperie.

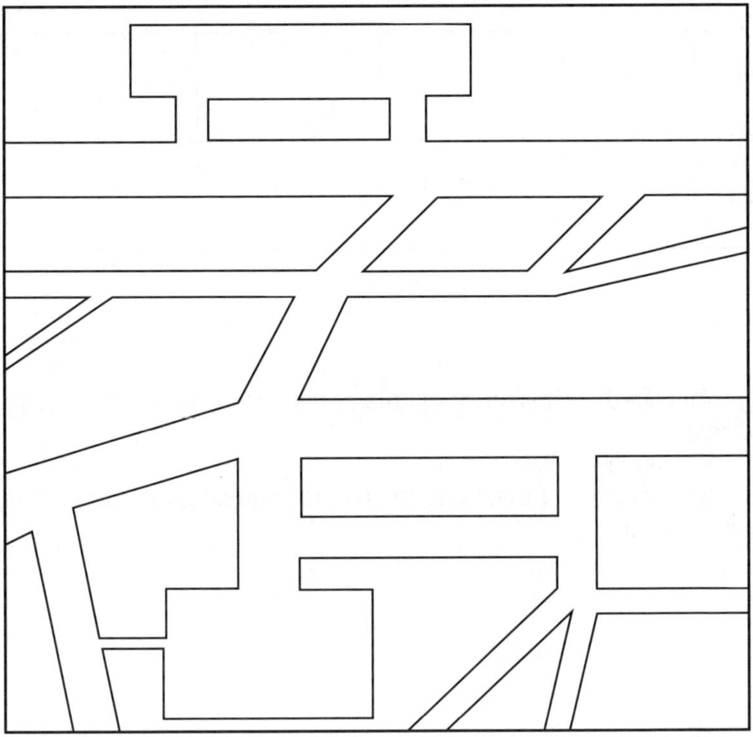

Les figures géométriques 1

Ce genre d'exercice est souvent utilisé en rééducation. Munissez-vous d'une feuille et d'un crayon.

Vous allez regarder attentivement cette figure pendant une minute.

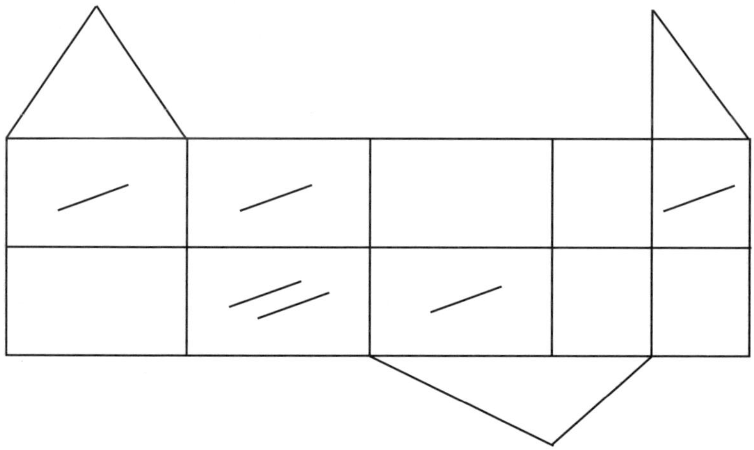

Au bout d'une minute, cachez-la et reproduisez-la sur votre feuille vierge.

Vérifiez le résultat.

Si vous avez fait des erreurs, regardez de nouveau la figure et réessayez…

Les figures géométriques 2

C'est exactement le même travail. Alors, pourquoi le refaire ?

Si vous avez des problèmes d'appréhension de l'espace, pour évaluer les distances, ou d'orientation, c'est sans doute le meilleur remède.

Vous pouvez d'ailleurs inventer d'autres formes...

Munissez-vous d'une feuille et d'un crayon. Observez attentivement cette figure pendant une minute...

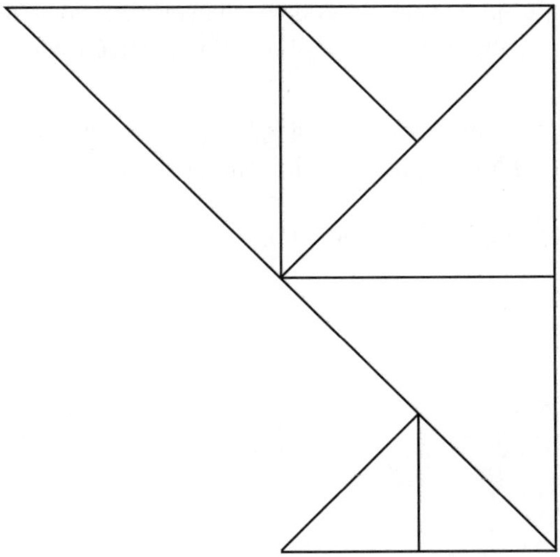

Au bout d'une minute, cachez-la et reproduisez-la sur votre feuille.

Les figures géométriques « variante »

Ce que je vous propose maintenant est plus compliqué qu'il n'y paraît. Votre aptitude à vous représenter mentalement un objet va être mise à l'épreuve. Votre cerveau va devoir visualiser une forme et la manipuler psychiquement.

Munissez-vous d'un crayon et d'une feuille vierge. Asseyez-vous face à la forme de « Les figures géométriques 1 ». Gardez-la sous les yeux, et essayez de la dessiner à l'envers !

Représentez-la dans le sens où vous la verriez si vous étiez assis de l'autre côté du livre. Attention, c'est plus difficile que vous ne vous l'imaginez.

Ensuite, faites de même avec la forme de « Les figures géométriques 2 ». Mais, cette fois, représentez-la comme si vous étiez assis à votre gauche.

Vous devez donc mentalement tourner le dessin d'un quart de tour.

Le miroir

Cet exercice va obliger votre cerveau à « tourner » mentalement une image. Ce travail est primordial pour l'appréhension de l'espace. Il vous permet, par exemple, de vous situer instantanément par rapport à un lieu, si vous êtes en mouvement.

L'image qui se réfléchit dans une glace est inversée.

Si vous apercevez ces reflets de pendules, quelle heure est-il réellement ?

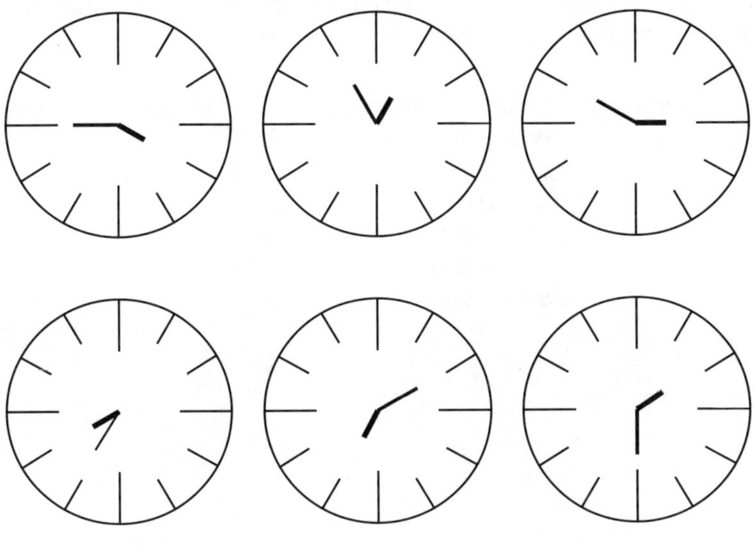

Correction
Le miroir

Si vous n'avez fait aucune faute, félicitations ! Vous avez de bonnes capacités à appréhender l'espace et à mentaliser une image.

Si vous avez fait des erreurs, ce n'est pas grave. Ce qu'il faut, c'est essayer de ne pas abandonner trop vite.

Dans la vie quotidienne, vous rencontrez cette situation quand, par exemple, vous lisez un plan en voiture. Tourner réellement à gauche revient à descendre ou pivoter à droite sur le papier.

Si vous êtes obligé de tourner votre tête ou votre plan, en même temps que la voiture, c'est qu'il faut encore travailler… Forcez-vous à ne plus bouger cette carte, et évitez de vous perdre !

Sur les pendules, il fallait trouver de gauche à droite et de haut en bas :

Pendule une	=	***8 h 15***
Pendule deux	=	***11 h 05***
Pendule trois	=	***9 h 10***
Pendule quatre	=	***4 h 25***
Pendule cinq	=	***5 h 50***
Pendule six	=	***10 h 30***

Le partage 1

Trois antagonistes se disputent un terrain symbolisé par ce rectangle. La raison de la discorde ?

– Chacun veut les arbres représentés par : 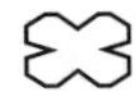

– Chacun veut les talus représentés par : 

Vous êtes le négociateur. Sans réfléchir, vous proposez immédiatement de diviser le terrain en trois parties avec autant d'arbres et de talus.

Le marché est conclu, cela semble convenir. Mais voilà... où mettre les deux murs de séparation exigés en ligne droite ?

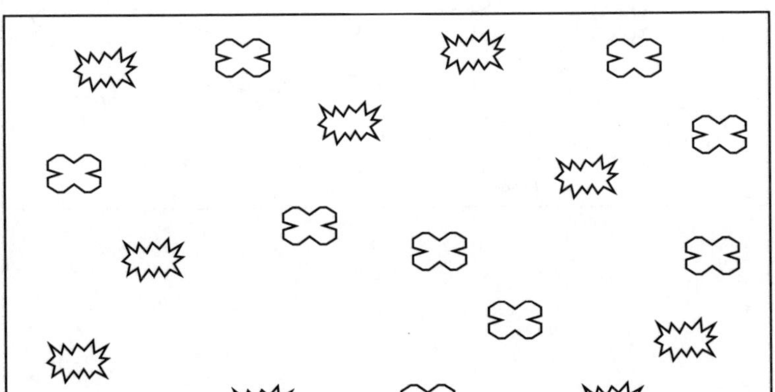

Correction
Le partage 1

Les 2 murs qu'il fallait placer sont représentés ici par ces deux droites.

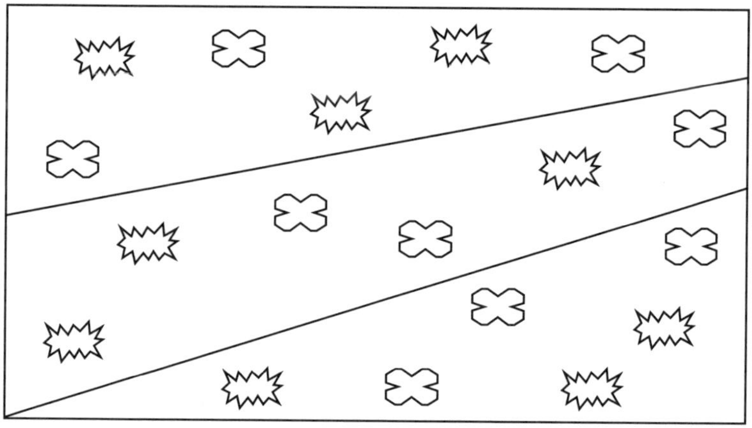

Le partage 2

Compliquons le problème en prenant cet exemple : si quatre personnes se disputent le terrain, vous devrez construire trois murs (en ligne droite).

Où mettre ces murs pour que chacun ait :

– Autant d'arbres représentés par : 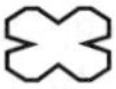

– Autant de talus représentés par : 

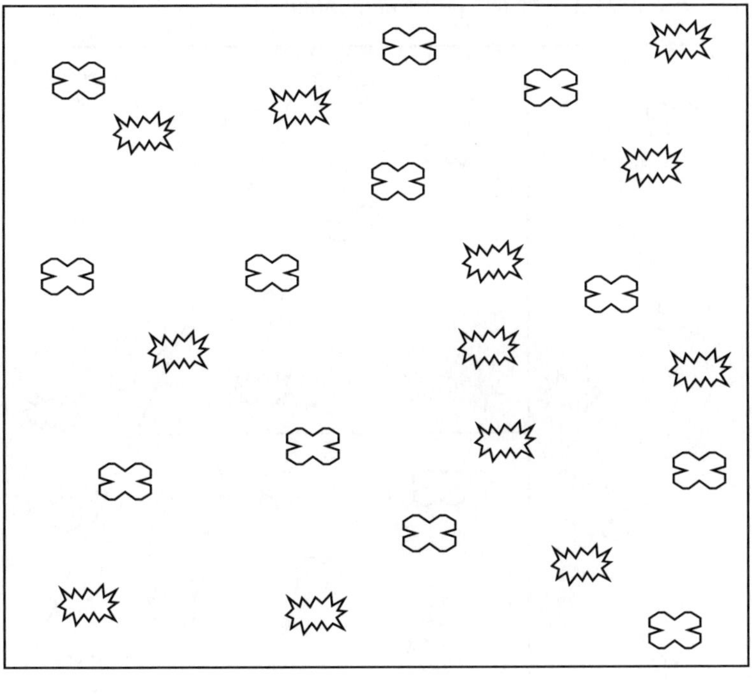

Correction
Le partage 2

La tâche était plus difficile, car vous n'avez sans doute pas pensé (ou pas de suite) à la possibilité du mur au milieu. C'est simplement parce que votre cerveau cherche au plus facile. Il travaille suivant ce qu'il connaît, suivant les situations similaires. Par exemple, vous avez sûrement pour cet exercice fait une comparaison avec le précédent… c'est tout à fait normal. C'est d'ailleurs ce que j'essaie de vous apprendre.

Votre capacité de réflexion est de vous servir des informations contenues dans votre mémoire et d'imaginer une réponse pour l'élément nouveau. Il vous faut donc une petite adaptation.

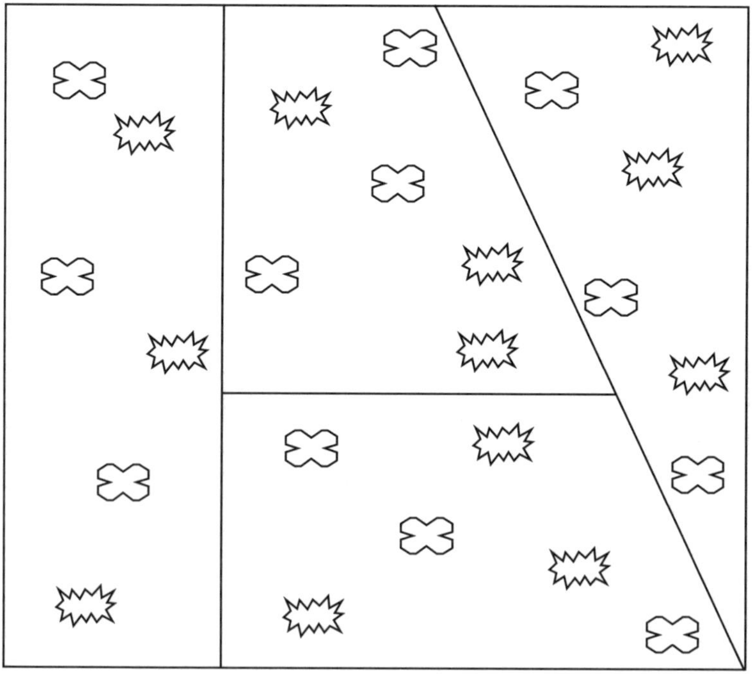

Les inverses

Encore une très bonne gymnastique pour l'esprit ! Parmi ces 9 carrés, deux sont l'inverse l'un de l'autre.

Lesquels ?

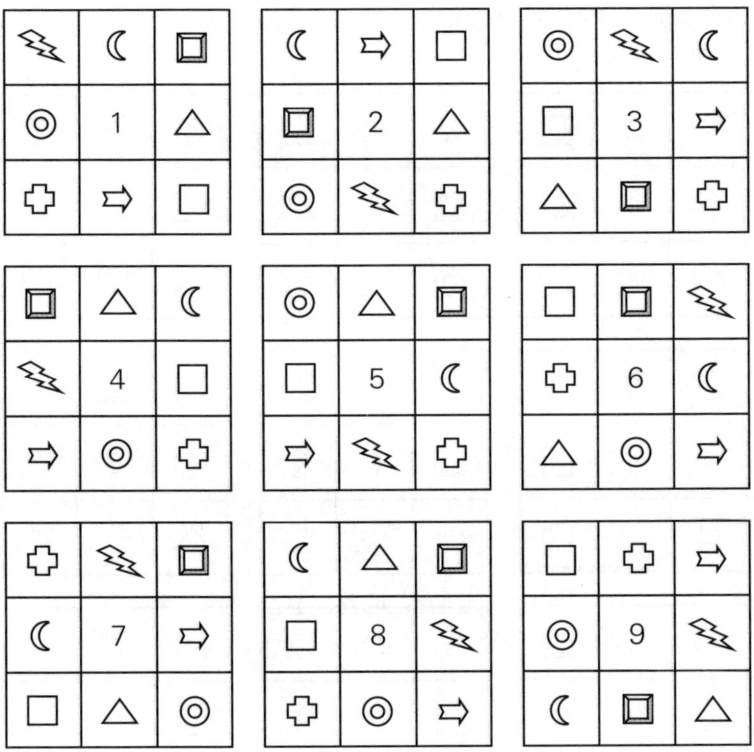

Correction
Les inverses

Cette gymnastique est très difficile. Elle demande à travailler la spatialisation à haut régime. Pour résoudre ce problème, vous devez mémoriser les figures et les inverser comme pour « Le miroir ». Une fois encore, cette manipulation mentale est excellente pour les problèmes d'orientation. Vous devez apprendre à situer l'espace par rapport à vous et à vous situer par rapport à l'espace. Si vous avez la solution, bravo !

Voici la réponse :

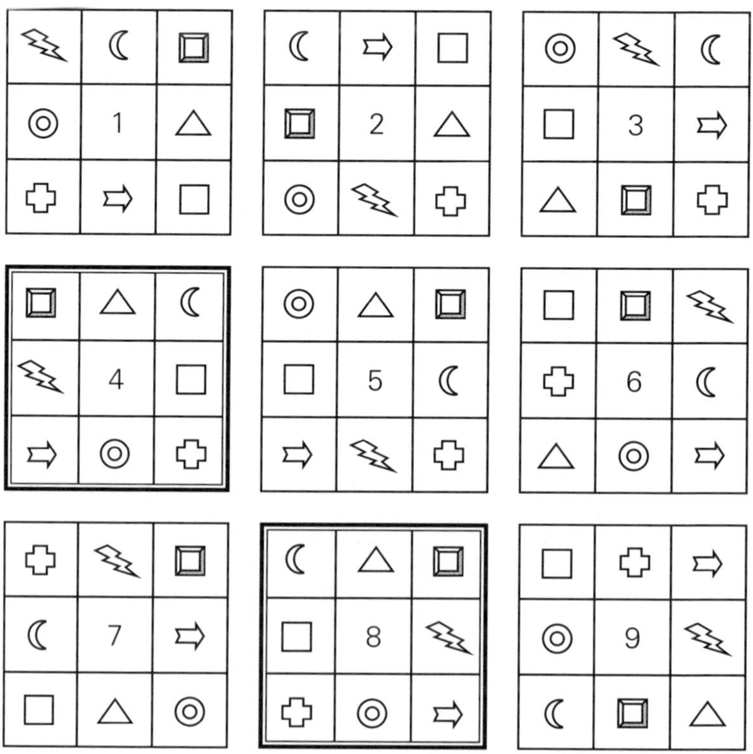

Le faussaire

Tous les dés sont formés de la même façon. Les chiffres de chaque face ont une place précise et identique sur chaque dé.

Un faussaire n'en a pas tenu compte.

Voici quatre vues d'un vrai dé.

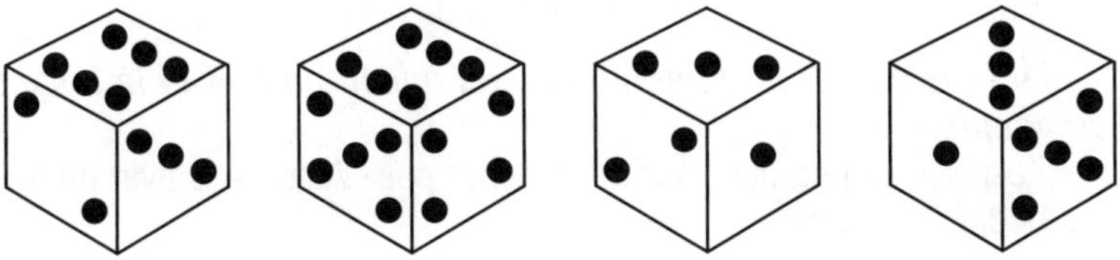

Grâce à ces quatre vues, retrouvez parmi les trois dés suivants celui du faussaire.

Correction
Le faussaire

Si vous êtes observateur, vous avez remarqué que les deux chiffres opposés d'un dé ont une somme égale à 7.

Vérifiez chez vous !

Le 6 est en face du 1
Le 5 est en face du 2
Le 4 est en face du 3

Le faux dé est forcément celui du milieu où le 4 et le 3 sont adjacents.

J'espère, en fait, que vous ne le saviez pas ! Ainsi vous avez dû travailler dur...

Dans ce cas, c'était l'exercice le plus difficile du chapitre. Il vous fallait absolument reconstituer mentalement un dé en trois dimensions en « collant » les morceaux à disposition.

Le plus simple était de l'imaginer en commençant par placer le 3 et le 2 : ils apparaissent ensemble sur les premier et troisième modèles.

Vous aviez donc, par la réunion de ces deux vues, les faces 1, 2, 3 et 6.

Une autre possibilité consistait à découper le dé et à l'imaginer à plat.

CHAPITRE IV

Mémoire et logique

La logique est une cognition souvent délaissée. C'est la fonction intellectuelle qui est, pour beaucoup d'entre nous, trop peu développée. De plus, les facilités de la vie moderne pallient le manque de logique, ce qui n'arrange pas notre affaire.

La logique est votre aptitude à réagir correctement à un stimulus nouveau, pour lequel vous n'avez pas de réponse « toute faite ». Vous allez suivre un raisonnement qui va comparer une situation inconnue avec des faits similaires déjà vécus. Ensuite, en vous appuyant sur les réponses (adaptées) de ces derniers faits, vous pourrez avoir une réaction adéquate.

La logique vous permet de faire un rapprochement, de trouver un « air de famille » entre la situation nouvelle et ce que vous avez en mémoire.

Les exercices de logique mettent donc, tous, la mémoire en jeu ! En effet, pour trouver la solution, il faut chercher une suite, un rapport, ou encore un point commun.

Il est donc nécessaire de fouiller dans votre tête pour :
- Rassembler correctement les différents paramètres de l'exercice.
- Pointer cet « air de famille » qui les unit.

Ce sont votre savoir et vos expériences vécues, couplés à vos comparaisons, qui vous permettront de les résoudre.

Les jeux de logique sont parfois rébarbatifs et difficiles, mais ils sont sans doute le moyen le plus complet d'entretenir les différentes connexions de votre intellect !

La phrase

Voici une petite mise en jambes pour commencer le chapitre « Mémoire et logique ».

Trouvez l'élément qui termine cette phrase :

△ est à 3 ce que □ est à . . . . . . (?)

Vous avez deviné ?

Alors essayez celle-ci :

◇ est associé à + donc ⬡ est associé à . . . . . . (?)

Correction
La phrase

Pour résoudre un exercice de logique, il faut repérer un point commun qui unit les différents paramètres.

Dans ces deux phrases, vous devez appliquer au troisième item la même règle qui rassemble les deux premiers.

Vous avez donc trouvé :

△ est à 3 ce que □ est à *4*

Vous devez compter le nombre de côtés.

◇ est associé à + donc ⬡ est associé à ✳

Ici, la croix relie les angles par symétrie axiale.

Le mot mystère 1

Lors d'une discussion, il vous arrive fréquemment de ne pas entendre un des mots prononcés. Si vous connaissez votre interlocuteur, si vous vous doutez de ce qu'il veut dire ou si vous suivez le sujet de conversation, le mot manquant n'aura aucune incidence sur la compréhension de la phrase. Votre cerveau bouchera le trou !

L'aptitude à compenser une zone sombre d'une information est due à votre mémoire. En effet, elle compare instantanément la phrase avec son stock de mots, et trouve la solution avec le contexte. Bien évidemment, elle peut faire de même avec tout type d'information (pas seulement avec des phrases). Ne vous est-il jamais arrivé de reconnaître quelque chose que vous voyez pour la première fois ?

Cet exercice est l'illustration de ce que je viens de vous dire. Voici des phrases que vous n'avez jamais entendues. Pourtant, vous allez trouver les derniers mots cachés ; votre cerveau va utiliser sa logique pour les comparer avec les informations stockées dans votre mémoire et le contexte.

La neige est à la montagne ce que les vagues sont à la ...... (?)
Un sapin c'est Noël, un œuf c'est .... (?)
Le clocher est pour l'église ce que le donjon est pour le ...... (?)
La couleur est pour la toile ce que les vers sont au .... (?)
Le cidre est à la pomme ce que le chocolat est au .... (?)
La nuit a sa lune comme le jour a son .... (?)
Le squelette est à l'homme ce que la charpente est à la ...... (?)
Avec du raisin, on a du vin. Avec du blé, on a du .... (?)

Correction
Le mot mystère 1

Bien évidemment, vous avez deviné :

La neige est à la montagne ce que les vagues sont à la **mer.**
Un sapin c'est Noël, un œuf c'est **Pâques.**
Le clocher est pour l'église ce que le donjon est pour le **château.**
La couleur est pour la toile ce que les vers sont au **poème.**
Le cidre est à la pomme ce que le chocolat est au **cacao.**
La nuit a sa lune comme le jour a son **soleil.**
Le squelette est à l'homme ce que la charpente est à la **toiture (ou maison).**
Avec du raisin, on a du vin. Avec du blé, on a du **pain.**

Le mot mystère 2

Vous avez apprécié le précédent ? Si oui, faites celui-ci.

Sinon, dites-vous que c'est un entraînement pour habituer votre cerveau à ce type de réflexion. Vous en aurez besoin pour les prochaines pages…

Le fleuve a son barrage, comme le canal a son .... (?)
Vert on est en sécurité, rouge il y a .... (?)
Les arbres sont à la forêt ce que l'herbe est à la .... (?)
L'Auvergne a sa potée et la Bretagne ses .... (?)
La chaleur et la vapeur, c'est comme le froid et la .... (?)
L'éléphant c'est ses défenses, le serpent c'est son .... (?)
L'inondation est à la pluie ce que le raz-de-marée est au ..... (?)
Les planètes forment le système solaire, les électrons forment les .... (?)

Correction
Le mot mystère 2

Toujours aucun piège, les réponses trouvées sont :

Le fleuve a son barrage, comme le canal a son ***écluse.***
Vert on est en sécurité, rouge il y a ***danger.***
Les arbres sont à la forêt ce que l'herbe est à la ***prairie.***
L'Auvergne a sa potée et la Bretagne ses ***crêpes.***
La chaleur et la vapeur, c'est comme le froid et la ***glace.***
L'éléphant c'est ses défenses, le serpent c'est son ***venin.***
L'inondation est à la pluie ce que le raz-de-marée est au ***vent.***
Les planètes forment le système solaire, les électrons forment les ***atomes.***

Le tableau logique 1

Les huit premières cases de ce tableau sont remplies en suivant une logique.

Quelle est, à votre avis, la neuvième figure qui complète la série ?

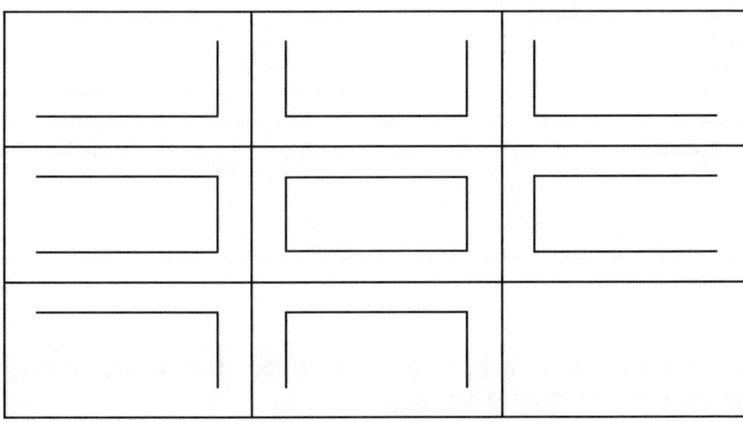

Correction
Le tableau logique 1

Le tableau complété est :

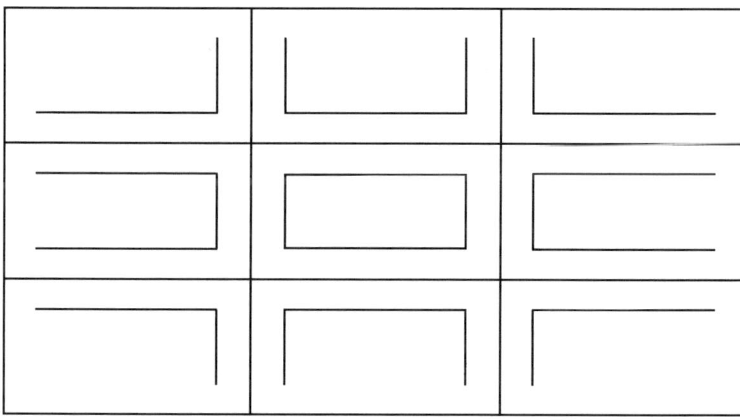

Comme je vous le disais précédemment, vous devez trouver un point commun unissant chaque paramètre.

Ici, les formes suivent les lignes du tableau.

Le tableau logique 2

Si vous êtes un tant soit peu logique, vous trouverez la réponse en quelques secondes. Dans ce cas, ne vous inquiétez pas, plus loin, dans ce chapitre, il y a de quoi vous « torturer » l'esprit...

Si la logique est, pour vous, un mot barbare, voici une tactique pour résoudre un bon nombre d'exercices : essayez d'imaginer les actes qu'il a fallu faire à la première figure pour obtenir la deuxième et utilisez (mentalement) ces mêmes actes sur la deuxième... si vous obtenez ainsi la troisième, vous avez la solution.

Trouvez la figure qui entre dans la neuvième case. Cette fois-ci, il faut chercher un peu plus.

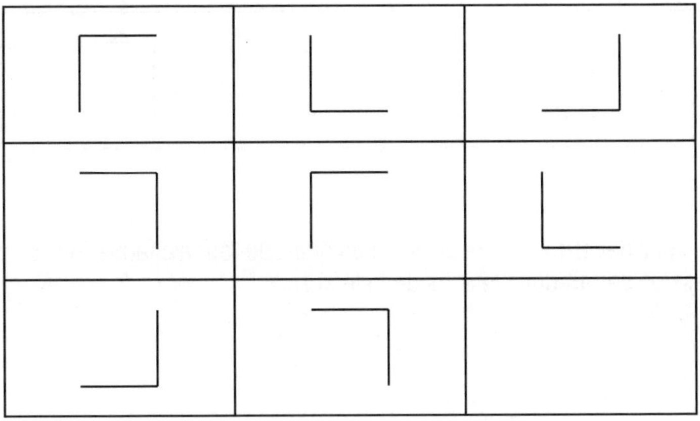

Correction
Le tableau logique 2

Le tableau complété est :

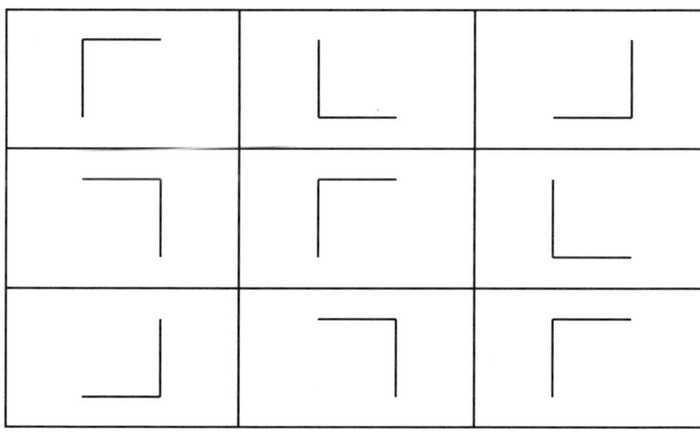

Vous devez tourner le dessin d'un quart de tour à chaque fois. La progression se fait dans le sens de la lecture.

La mini-logique 1

Cet exercice, comme le précédent, est fait pour ceux qui manquent cruellement de logique.

Si vous êtes logique : un entraînement simple est très bénéfique. Vous allez travailler votre mémoire et toutes vos cognitions même si vous ne vous en rendez pas compte. En fait, vous exercez la rapidité de transmission des informations dans votre cerveau, et réfléchir correctement de plus en plus rapidement, c'est la seconde phase de l'entraînement.

Si vous n'êtes pas logique : servez-vous de ce que vous avez retenu de l'exercice précédent. Apprendre à mieux utiliser vos capacités cognitives en vous faisant mémoriser ces astuces est l'un des buts de cet ouvrage.

Essayez de résoudre cette succession de mini-tableaux logiques. De quelles lettres sera composé le quatrième carré ?

X	R
B	M

1

R	M
X	B

2

M	B
R	X

3

4

Correction
La mini-logique 1

Le quatrième carré à deviner est celui-ci :

B	X
M	R

Le principe est de tourner, à chaque fois, le carré d'un quart de tour.

La mini-logique 2

C'est exactement la même consigne que précédemment. Comment sera fait le quatrième carré ?

Attention, il y a un petit piège…

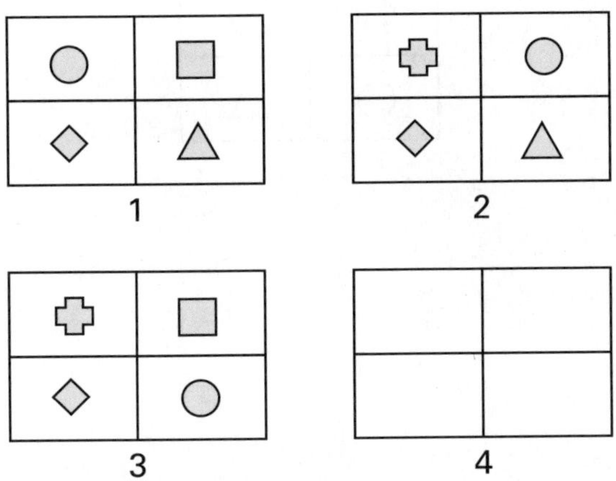

Correction
La mini-logique 2

Le piège de cette série est que le rond masque les figures (immobiles) devant lesquelles il passe. Il tourne dans le sens des aiguilles d'une montre.

La solution est donc :

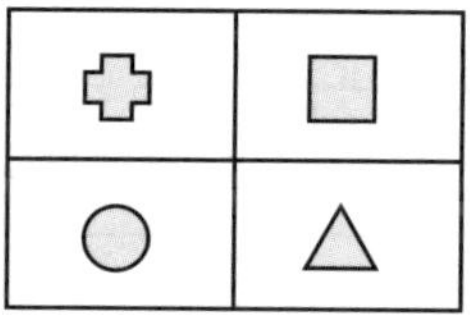

L'échelle de nombres

Si vous êtes « matheux », vous trouverez la solution en quelques secondes. La raison ? Votre cerveau est habitué à ces nombres, les connexions de votre mémoire se feront immédiatement…

Sinon, il faut réactiver les circuits, comparer, calculer… bref, il vous faut travailler votre logique.

Combien de temps vous faudra-t-il pour trouver le chiffre ou le nombre manquant ?

5	7	?	6
25	49	16	36

Correction
L'échelle de nombres

Le chiffre à trouver est *4.*

Les nombres de la rangée inférieure sont les carrés de la rangée supérieure.

5	7	4	6
25	49	16	36

L'intrus 1

Le but est de trouver l'intrus dans chacune des listes de cinq mots. Essayez de remarquer un point commun qui les relie, l'intrus vous apparaîtra.

ÉGÉE MÉDITERRANÉE IONIENNE INDIEN BALTIQUE	RIDEAU VOLET NAPPE PANTALON TAIE
NOIL ERGIT NOSIB XNYL AMUP	ONCLE FILLE NIÈCE TANTE MÈRE

C'était facile?
Dans ce cas, attardez-vous aux listes de « L'intrus 2 ».

Correction
L'intrus 1

Dans la première série, l'intrus est : ***INDIEN.***
C'est un océan, alors que les autres sont des mers.

Dans la deuxième série, l'intrus est : ***VOLET.***
C'est le seul qui ne soit pas en tissu.

Dans la troisième série, l'intrus est : ***NOSIB.***
C'est le seul qui ne soit pas un félin.
Les mots étant tous écrits à l'envers.

Dans la quatrième série, l'intrus est : ***ONCLE.***
C'est un homme ; les autres sont des femmes.

Cet exercice est excellent pour votre intellect. Il oblige votre mémoire à sortir le maximum d'informations que vous avez sur chaque item et à les comparer pour isoler un critère commun.

Vous pouvez facilement inventer des jeux comme celui-ci. Essayez avec vos proches d'en faire les uns pour les autres. Vous travaillerez davantage votre logique et votre mémoire en inventant une liste avec un intrus, et vous aurez une source supplémentaire d'entraînement avec les jeux inventés par vos proches. Si vous le faites, vous verrez que la logique de chacun est différente.

Comparez votre type de listes avec celles de vos proches…

L'intrus 2

Essayez de trouver l'intrus qui se cache dans chaque liste de cinq mots. Attention, la difficulté a légèrement augmenté.

ARGENT OR ALUMINIUM ACIER FER	POMME FRAISE CERISE ABRICOT PÊCHE
TRIMESTRE SECONDE ANNÉE LUMIÈRE SEMAINE ANNÉE BISSEXTILE	SAPIN PLATANE CHÊNE CHÂTAIGNIER PEUPLIER

Correction
L'intrus 2

Cette deuxième version est un peu plus difficile. Le but étant surtout de vous faire réfléchir.

Vous devez chercher, au fond de votre mémoire, les points communs qui unissent les différents mots.

Dans la première série, l'intrus est : ***ACIER.***

C'est un alliage, les autres sont des métaux que l'on trouve dans la nature.

Dans la deuxième série, l'intrus est : ***FRAISE.***

Il ne fallait pas vous perdre dans une impasse avec les noyaux ou les pépins… la fraise est, ici, le seul fruit qui ne pousse pas sur un arbre.

Dans la troisième série, l'intrus est : ***ANNÉE LUMIÈRE.***

C'est une distance ; les autres sont des mesures de temps.

Dans la quatrième série, l'intrus est : ***SAPIN.***

C'est le seul qui ne perd pas ses feuilles en hiver.

Les deux suivants 1

Vous devez trouver les deux items qui suivent chacune de ces séries.
Exemple, pour la série :

2	4	6	8	10

*Il faut mettre : **12, 14.***
Facile, non ?

5	1	6	7	13

32	24	17	11

G	J	M	P

13	3	11	5	9

V3	T6	Q9	M2

Correction
Les deux suivants 1

Les séries logiques sont, la plupart du temps, perçues comme les exercices les plus ennuyeux et les plus compliqués. Elles vous donnent envie de regarder la solution avant même de vous creuser la tête…

Si vous avez bientôt des tests ou des examens à passer, elles seront sûrement présentes. C'est évident, leur résolution est le reflet de votre logique et de votre capacité de réflexion. Un seul conseil : entraînez-vous, vous les trouverez de plus en plus simples.

La raison ? Souvenez-vous… votre logique fonctionne suivant les situations vécues. Plus vous aurez fait de séries, plus vous posséderez d'informations et de solutions disponibles à comparer avec les séries à venir.

Première série : ***20, 33.***
Chaque nombre est la somme des deux précédents.

Deuxième série : ***6, 2.***
32 - 8 = 24 ; 24 - 7 = 17 ; 17 - 6 = 11…

Troisième série : ***S, V.***
Dans l'alphabet, deux lettres séparent chacune des lettres de la série.

Quatrième série : ***7, 7.***
Il y a en fait deux séries qui se chevauchent : une succession de nombres impairs décroissante avec une croissante.

Cinquième série : ***H5, B8.***
Les lettres « remontent » l'alphabet en ajoutant une lettre de décalage à chaque fois.
Les chiffres, sur une base 10, marchent de 3 en 3. Après 9, il y a 0.

Les deux suivants 2

Pour ceux qui trouvent l'exercice facile, je complique un petit peu la tâche.

Trouvez les deux items qui complètent ces séries.

49	7	36	6	25	5

X22	Z14	B8

1	3	4	8

N	P	O	Q	P

N7	U4	Y5	D2

Correction
Les deux suivants 2

Première série : ***16, 4.***
Ce sont les chiffres décroissants et leur carré.

Deuxième série : ***D4, F2.***
Pour les lettres, vous prenez l'alphabet en boucle et vous sautez une lettre à chaque fois.
Les nombres répondent à la règle : - 8, - 6, - 4, - 2.

Troisième série : ***16, 32.***
Chaque nombre est le total de tous les précédents.

Quatrième série : ***R, Q.***
C'est une double série : N O P Q… Et P Q R…

Cinquième série : ***F3, I0.***
Les lettres fonctionnent de cette façon : + 7, + 4, + 5…
Donc : + 2, + 3, + 0.
Les chiffres sont simplement la réponse : le nombre de lettres qu'il faut sauter.

Le jeu sans règle

Chaque expérience enrichit votre mémoire et complète votre savoir, tout le monde le sait. Mais le processus marche aussi dans l'autre sens : votre mémoire vous permet d'intégrer les expériences que vous vivez. Bref, plus vous vous adaptez aux nouvelles situations, plus vous mémorisez. Et plus vous avez d'éléments dans votre mémoire, plus vous vous adaptez aux nouvelles situations. C'est une boucle qu'il faut entraîner.

Depuis le début du livre, vous mémorisez… Maintenant, utilisez votre mémoire pour trouver ce qu'il faut faire à cet exercice. C'est plus que facile ici, mais dans la vie courante, c'est très important.

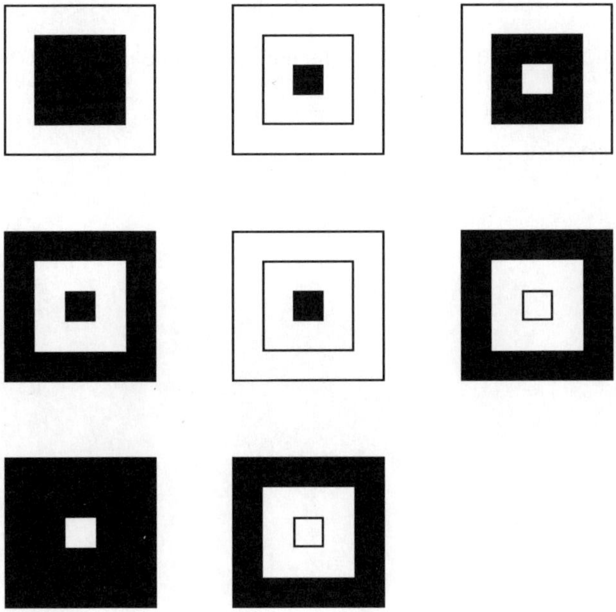

Correction
Le jeu sans règle

Le but était (j'espère que vous l'avez compris) de trouver le neuvième carré manquant.

La réponse est obligatoirement :

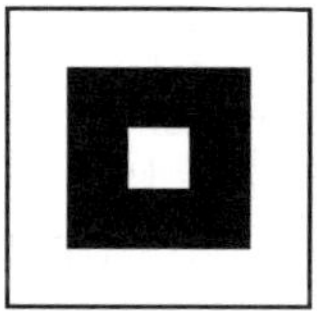

Le premier carré de chaque ligne est la « somme » des deux autres.

Les carrés 1

Je vous propose une série de cinq carrés reliés par une suite logique.
À votre avis, comment sera composé le cinquième laissé vierge ?

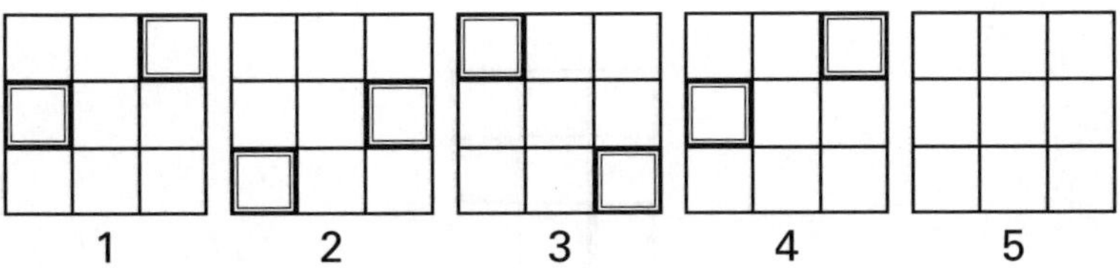

Correction
Les carrés 1

La logique à suivre est un décalage vertical des deux carrés surlignés. Celui de gauche se décale d'une case vers le bas à chaque fois. Quand il est tout en bas, il repart du haut… Pour le carré de droite, c'est exactement la même chose.

Vous obtenez donc :

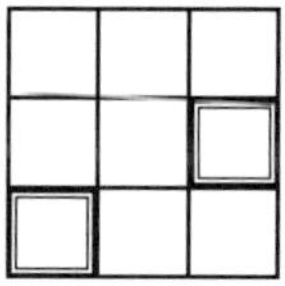

Les carrés 2

Voici une petite variante de l'exercice que vous venez de faire. Une toute petite difficulté supplémentaire apparaît.

C'est une série logique de 5 carrés. J'ai intentionnellement effacé le cinquième.

Parmi les quatre propositions numérotées, laquelle correspond au carré effacé ?

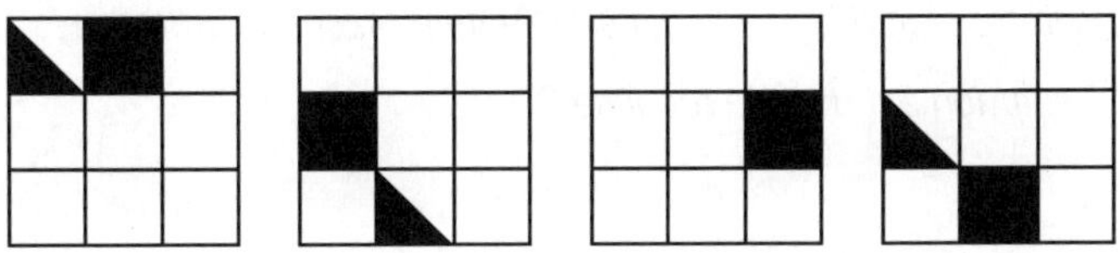

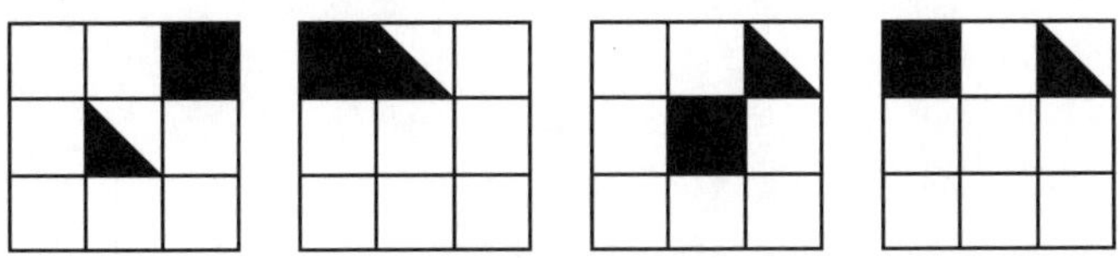

1 2 3 4

Servez-vous de votre mémoire ! Cherchez cet air de famille entre les différents carrés. Comparez avec ce que vous avez rencontré et résolu : c'est comme cela que vous progresserez !

Correction
Les carrés 2

La tâche est plus compliquée. Il faut traiter le carré et le triangle séparément pour plus de simplicité.

Le carré avance de deux cases, dans le sens de la lecture, à chaque fois.

Arrivé en bas, il paraît normal qu'il reparte du haut.

Le triangle fait le chemin inverse; il remonte de deux cases à chaque fois. À la troisième figure, il est simplement masqué par le carré.

*La solution est donc la réponse **2**.*

Les carrés 3

Si la logique de la page précédente ne vous a pas échappé, attardez-vous à celle-ci. Soyez attentifs, l'affaire se complique encore un peu.

Voici une suite de quatre carrés :

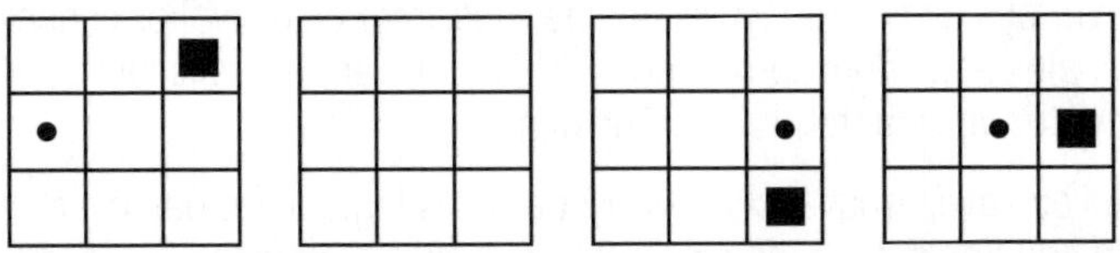

Parmi ces 4 propositions, laquelle complète la série ?

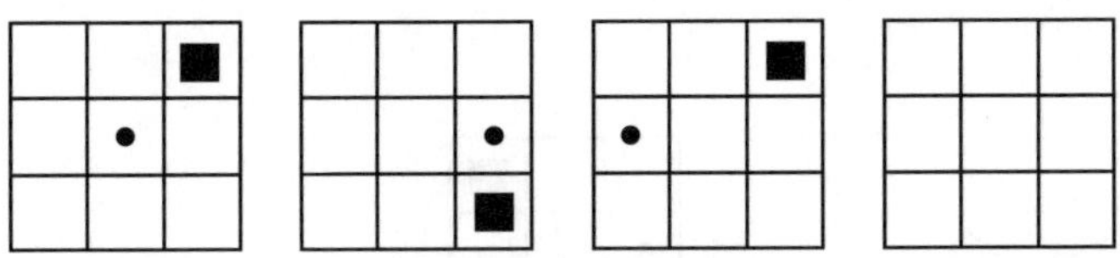

1 2 3 4

Correction
Les carrés 3

C'était dur ? Je vous avais prévenu !

Si vous n'avez pas trouvé la solution, ce n'est pas grave du tout. Il fallait surtout faire fonctionner vos méninges… Vous avez « fait » de la matière grise, et c'est déjà bien !

En effet, c'est en réfléchissant que vous créez de nouvelles connexions neuronales et de nouveaux circuits ; c'est donc en réfléchissant que vous augmentez votre potentiel de réflexion.

Si vous avez trouvé, chapeau ! Vous êtes logique (et persévérant).

Le principe est le même que précédemment, mais le déplacement se fait verticalement de bas en haut pour le carré, et horizontalement de droite à gauche pour le point.

Sur la deuxième figure, vous constatez qu'il est compté une case à la reprise du cycle. Ils disparaissent donc.

La réponse ne peut être que la ***3.***

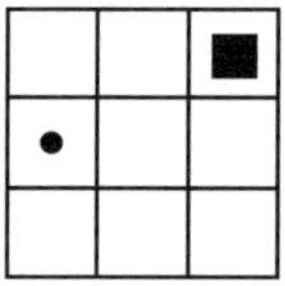

3

Les carrés force 2

Vous connaissez la consigne… Si vous êtes logiques, ou si vous voulez augmenter vos capacités, faites les tests suivants. Ils sont encore plus compliqués et nécessitent une grande réflexion.

Comment sera constitué le cinquième carré poursuivant chacune des séries ?

	0		
		1	

1

		1	

2

	0		1

3

	0		1

4

5

	A	A	
		B	

1

			A
A			
			B

2

B		A	A

3

	B		
		A	A

4

5

Au cours des autres chapitres, je vous suggère d'utiliser au quotidien ce que vous venez de voir ou d'apprendre. Mais comment cet exercice peut-il vous aider dans votre vie ? Vous ne pouvez pas le transposer directement à une quelconque situation. Alors, pourquoi se creuser la tête pour un exercice qui ne semble avoir aucune utilité ?

La réponse est simple : votre intellect est un tout. Il est la somme de vos fonctions cognitives (dont fait partie la logique). Si vous ne la travaillez pas, tout votre intellect sera pénalisé. De plus, comme vous utilisez votre stratégie ou votre mémoire à chaque page de ce livre, vous utilisez *a minima* votre logique à chaque fois. Il en est de même pour toutes les situations de votre vie quotidienne.

Ça vaut le coup de faire un effort, non ?

Correction
Les carrés force 2

Si vous les avez trouvés, vous êtes très logiques.
Si vous n'avez pas réussi, voici donc la solution :

1

	0		
		1	

2

		1	

3

	0		1

4

	0		1

5

	0		
		1	

1

	A	A	
		B	

2

			A
A			
			B

3

B		A	A

4

	B		
		A	A

5

A			
	B		A

Je ne vous donne pas la logique. Maintenant que vous avez la solution sous les yeux, essayez de la repérer !

Les séries trouées

Dans ces séries, au lieu de trouver la suite, essayez plutôt de mettre la main sur les éléments manquants.

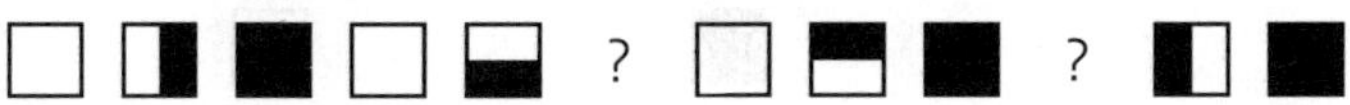

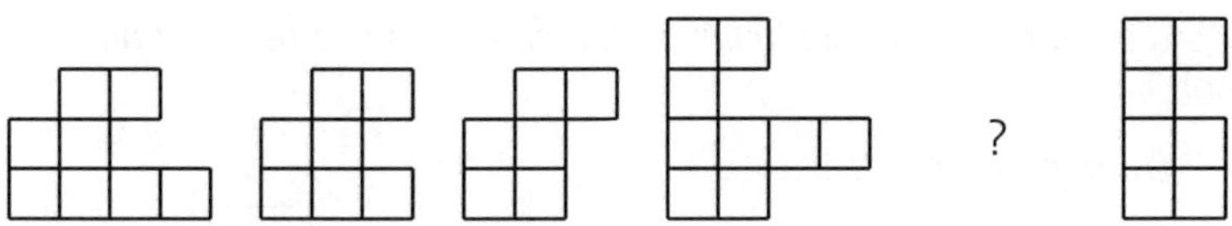

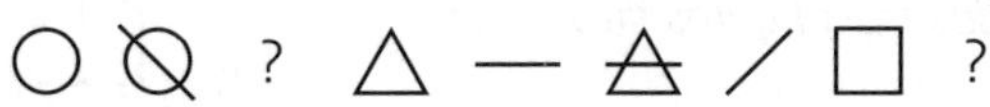

Prenez garde, elles sont vicieuses ! En effet, il ne vous suffit pas de les compléter, vous devez trouver les éléments pour qu'elles deviennent logiques.

La différence est fondamentale : il est plus difficile de créer une logique que d'en suivre une. Votre cerveau n'est pas habitué à cet exercice, et votre mémoire a moins d'expériences vécues et de comparaisons sur lesquelles s'appuyer.

Correction
Les séries trouées

Vous devez reconstituer la logique incomplète.

Première série :

C'est une progression dans le remplissage du carré, fonctionnant 3 par 3.

Deuxième série :

Un carré disparaît sur la dernière ligne des trois premières figures ; c'est pareil pour la troisième ligne des trois figures suivantes.

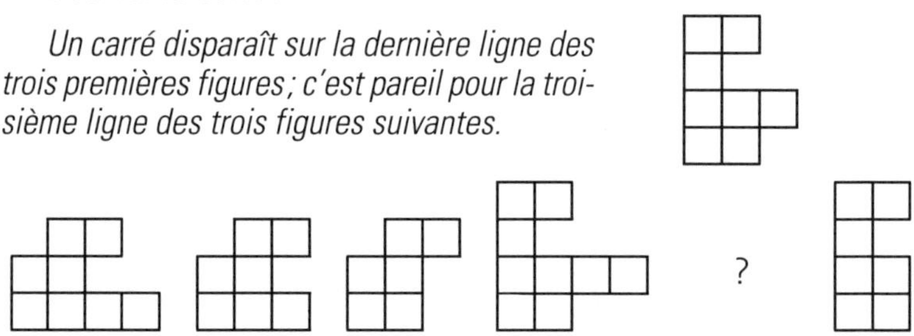

Troisième série :

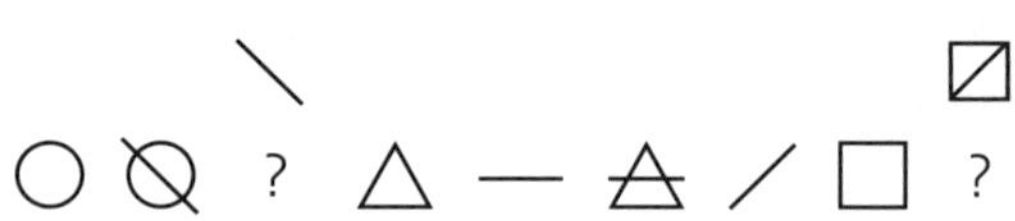

Encore une série associant trois items ; l'un des 3 est la somme des 2 autres (forme + ligne).

Les figures chiffrées

Saurez-vous retrouver la figure et son chiffre associé que j'ai remplacé par un point d'interrogation.

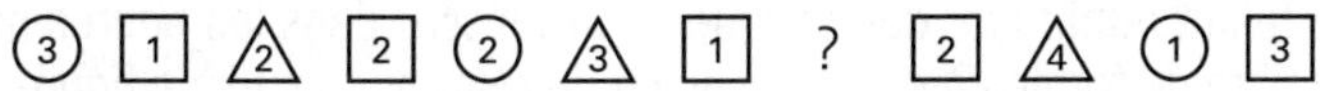

Cherchez bien… Si vous ne trouvez pas ce n'est pas grave, mais il ne faut pas abandonner trop vite.

Comme je vous l'ai expliqué dans la correction « Les carrés 3 », c'est en réfléchissant que vous faites travailler votre cerveau. Ne pas trouver la solution n'enlève rien aux efforts fournis !

C'est au moment où vous cherchez que votre mémoire est en alerte, que vos circuits sont actifs. C'est ça l'entraînement !

Correction
Les figures chiffrées

La « figure chiffrée » manquante est : ②

Il fallait remarquer que chaque chiffre inscrit dans les figures notait le nombre de formes à « sauter » avant de retrouver la même figure.

Les cercles

Comme pour chaque chapitre, ce dernier exercice est le plus difficile. Utilisez toutes les solutions trouvées ou apprises au cours de la lecture.

Mon but, ici, est de vous faire recenser toutes les possibilités à disposition de votre cerveau pour les comparer avec le problème présent. La raison, comme je vous l'ai expliqué dans l'introduction, est : plus vous utilisez vos capacités intellectuelles, plus elles seront aptes à répondre aux situations de la vie quotidienne !

Lequel de ces 9 cercles n'a pas sa place ici ?
Réfléchissez bien…

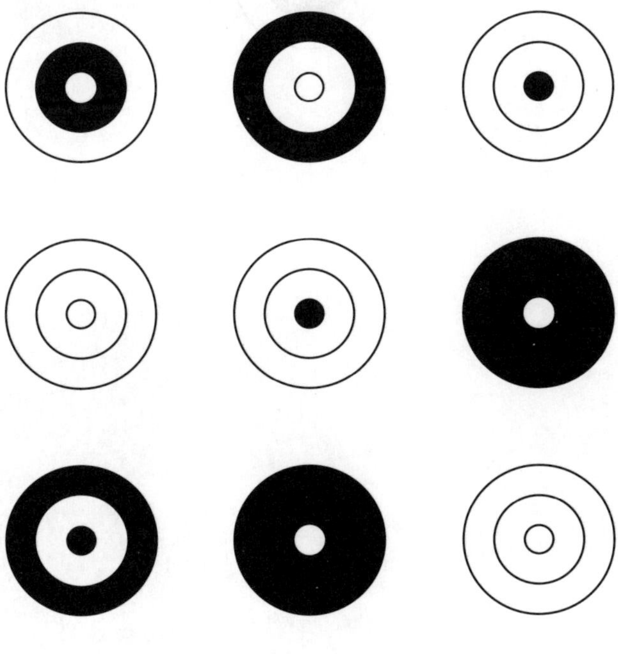

Correction
Les cercles

La somme des trois cercles d'une colonne ou d'une ligne donne un rond entièrement noir.

La dernière ligne et la deuxième colonne échappent à la règle...

Donc, le huitième rond est «faux». Il faudrait dessiner ce rond, à la place :

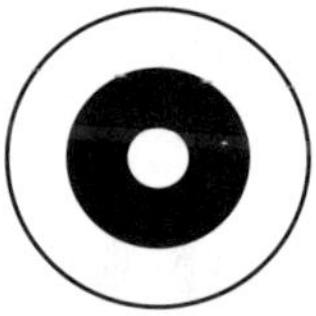

CHAPITRE V

Mémoire pure

VOUS allez trouver, dans ce chapitre, des exercices de mémoire « pure ». J'utilise des guillemets car, de la même façon que toute cognition utilise la mémoire, tous les exercices de mémoire font appel, un minimum, aux autres cognitions.

La raison est simple : les différentes fonctions cognitives sont indissociables ; elles sont comme intriquées les unes dans les autres. Chacune se base sur les autres pour fonctionner et chacune est indispensable au bon fonctionnement des autres.

Vous ne pouvez pas résoudre un problème de logique si vous n'avez pas une stratégie pour réfléchir. De même que vous ne pouvez pas résoudre un problème de stratégie si vous n'avez pas une logique pour organiser les informations.

Pour être exact, ce chapitre n'est pas de la mémoire pure, mais il est ciblé sur la mémoire. Vous allez entraîner chaque type (court, moyen et long terme).

Suivant les énoncés, vous devrez :
– Intégrer ou non les informations.
– Les utiliser immédiatement ou les ranger.
– Fouiller dans le fond de votre « commode » mentale.

Vous allez entraîner, à grand rendement, les trois phases du processus. Pour chaque exercice, vous devrez donc intégrer le plus fidèlement possible leurs paramètres (c'est l'encodage).

Ensuite, vous devrez les retenir en détail et les conserver durant des laps de temps variables (c'est le stockage).

Enfin, vous devrez donner les réponses les plus précises, suivant ce que vous avez retenu (c'est la restitution).

Les mots cachés

Des informations partielles suffisent à votre cerveau pour retrouver un élément qu'il connaît bien. Par habitude, votre mémoire les complète instantanément. Cet exercice en est une illustration.

Lisez cette liste de mots et tournez la page...

MARCHER	POLAIRE	BRANCHE
ÉCONOMIE	PASTÈQUE	COMÈTE
EXCELLENT	BONBONNE	MONTPELLIER
BISON	ANTARCTIQUE	DENTISTE
ATTENDRE	ÉLECTRICITÉ	SYMPATHIQUE

Les mots cachés « suite »

Voyez si vous pouvez, à nouveau, lire cette même liste en partie masquée.

MARCHER	POLAIRE	BRANCHE
ÉCONOMIE	PASTÈQUE	COMÈTE
EXCELLENT	BONBONNE	MONTPELLIER
BISON	ANTARCTIQUE	DENTISTE
ATTENDRE	ELECTRICITE	SYMPATHIQUE

Les mots cachés « variante »

La tâche se complique car, cette fois, vous devez décrypter les mots de la liste, sans l'avoir vue au préalable. Votre cerveau va faire le même travail, mais sans aide.

Il va donc devoir piocher dans votre mémoire à long terme.

DESCENDRE	FRAMBOISE	IMITATION
LUNETTES	PHOTOGRAPHIE	ROULER
MINERAL	SIAMOIS	CHAUSSON
ÉTIQUETTE	ÉTENDRE	MUSIQUE
CONSTITUTION	POIREAU	BRINDILLE

Correction
Les mots cachés « variante »

Voici la liste à trouver :

DESCENDRE	FRAMBOISE	IMITATION
LUNETTES	PHOTOGRAPHIE	ROULER
MINERAI	SIAMOIS	CHAUSSON
ÉTIQUETTE	ÉTENDRE	MUSIQUE
CONSTITUTION	POIREAU	BRINDILLE

La liste

Prenez une feuille et un stylo. Lisez la première série de chiffres, puis vous la masquez et la notez sur votre feuille. Ensuite, faites la même chose pour la série suivante. Ainsi de suite…

Regardez à partir de combien de chiffres par série vous commettez des erreurs. Sachez que la moyenne nationale est à peu près de 7.

5 8 3 5
8 4 3 6
2 7 6 1

5 6 8 2 4 3 8 7
6 3 5 6 9 4 7 6
1 0 6 8 7 6 0 2

7 4 8 4 1
7 3 1 2 8
4 7 3 2 6

3 7 0 8 4 6 9 5 7
4 0 2 1 6 9 7 6 3
3 9 8 5 4 5 0 3 7

0 3 0 7 8 2
7 6 2 7 4 3
6 2 8 7 5 1

1 3 9 5 7 4 8 5 0 2
4 7 2 0 6 5 9 8 4 2
3 4 9 0 5 7 8 2 4 1

9 7 3 2 6 4 1
6 4 8 2 5 1 9
9 5 8 4 6 5 1

La lecture

Vous pouvez entraîner votre mémoire phonique avec cette méthode simple : demandez à quelqu'un de vous lire, les unes après les autres, ces séries de lettres. Vous devrez les répéter.

Remarquez la similitude avec l'exercice « La liste ». Je vous fais travailler deux circuits mnésiques différents de la même façon. Chaque circuit étant un moyen de mémoriser.

Imaginez le rendement si vous les associez... En additionnant lecture (vue) et écoute (ouïe), vous mémorisez par deux chemins différents (mémoire visuelle + mémoire auditive). C'est le meilleur moyen de bien engranger une information ! Par exemple, pour apprendre une leçon, lisez-la à voix haute : vous sentirez, de suite, la différence.

G I Z D
E U M L H
N Z D U F Y
A S Y F X J O
M T I C H B S
B D J R U K E
A E D H T L U F
S N Y K M L M S
Q L U V M E D H
D U P I O K R S N
A G X U E K L E F
T A Z D F K Y D S I
Q L P T C H R S L H
Z P G L E C I G K Y S
C N G Q I T J R D G F

Les 15 mots 1

Votre cerveau enregistre les informations qu'il voit, sent ou entend... Si trop d'informations arrivent, vous aurez l'impression de ne pas les avoir captées. En fait, elles vous sont parvenues, mais il est trop difficile de les ressortir. Parfois, une petite aide suffit, comme un mot, un lieu, une odeur...

Voici une illustration de ce phénomène : lisez attentivement cette liste de 15 mots, puis tournez la page...

EMPIRE
ANGLETERRE
FLOTTER
TEMPORAIRE
SIGNATURE
MAISON
BROUILLARD
NOUVELLE
DORMIR
MÉMOIRE
CHEVEUX
INFORMATION
CERTAIN
CHÂTEAU
TÉLÉPHONE

Les 15 mots 1
« suite »

Si vous essayez de les écrire, de tête, il vous en manquera beaucoup. Vous pourriez croire ne pas les avoir engrangés. Ils y sont…

Une petite aide ?

Voyez combien vous en retrouvez si je vous donne la première syllabe :

EMP	. . . .
ANG	. . . .
FLO	. . . .
TEM	. . . .
SIG	. . . .
MAI	. . . .
BRO	. . . .
NOU	. . . .
DOR	. . . .
MÉM	. . . .
CHE	. . . .
INF	. . . .
CER	. . . .
CHÂ	. . . .
TÉL	. . . .

Les 15 mots 2

C'est à peu près le même exercice. Lisez attentivement la liste de mots et tournez la page...

MERCREDI
DÉCIDER
GÉNÉRAL
RÉVOLTE
GÂTEAU
ARMOIRE
VOLANT
DÉCLARER
PASSION
TRIMESTRE
PALISSADE
ADDITION
COURIR
LÉGUME
ORDINAIRE

Les 15 mots 2 « suite »

Cette fois, j'ai supprimé les voyelles. Pouvez-vous retrouver les mots entiers ?

MRCRD
DCDR
GNRL
RVLT
GT
RMR
VLNT
DCLRR
PSSN
TRMSTR
PLSSD
DDTN
CRR
LGM
RDNR

Le dictionnaire

Pour ne pas perdre la mémoire, vous avez une arme redoutable à votre disposition : fouiller le plus souvent possible dans les tiroirs de votre cerveau ! Voici un exercice qui vous montre un des moyens de vous y prendre.

Si vous ouvrez le dictionnaire à n'importe quelle page, vous allez voir une multitude de mots commençant par la même syllabe. Vous les connaissez tous, mais jamais vous n'imaginiez qu'il y en avait autant et que vous en aviez autant en tête…

Cherchez bien. Voyez combien de mots vous reviennent commençant par :

DIS…

. . . .

. . . .

. . . .

. . . .

. . . .

. . . .

. . . .

. . . .

MAR…

. . . .

. . . .

. . . .

. . . .

. . . .

. . . .

. . . .

. . . .

Correction
Le dictionnaire

Je vous donne une liste d'exemples non exhaustive. Vous avez peut-être d'autres mots tout aussi justes.

DIS...

Discal; discerner; discipline; disco; discontinu; discordance; discothèque; discours; discrédit; discret; discrimination; disculper; discussion; disette; disgrâce; disharmonie; disjoindre; disjoncter; dislocation; disparaître; disparité; dispatcher; dispendieux; dispensaire; disperser; disponibilité; dispositif; disproportion; disputer; disquaire; disqualification; disquette; dissection; dissertation; dissimulation; dissipé; dissolution; dissolvant; dissonant; dissuasif; distance; distendre; distiller; distinct; distinguer; distorsion; distraction; distribuer; district...

Dans un dictionnaire ordinaire, vous en trouverez à peu près 200 !

MAR...

Marabout; maraîcher; marasme; marathon; maraudeur; marbre; marcassin; marchant; marchandage; marche; marchepied; marécage; maréchal; maréchaussée; marelle; mareyeur; margarine; marge; marginal; marguerite; mariage; marin; marinade; mariol; marionnettes; marjolaine; marmaille; marmelade; marmite; marmotte; maroquinerie; marque; marqueterie; marquis; marraine; marron; mars; marsouin; marteau; marteler; martin-pêcheur; martinet; martingale; martyre; marxisme; maryland...

Dans un dictionnaire ordinaire, vous en trouverez à peu près 250 !

Les dessins

Vous allez travailler votre mémoire visuelle. Regardez attentivement ces dessins pendant une minute…

Ensuite, deux solutions s'offrent à vous :

– Si vous estimez avoir, ou si vous avez des problèmes de mémoire, tournez la page et suivez les instructions.

– Si vous n'avez pas de problème particulier, sautez la page suivante et passez à la variante de cet exercice.

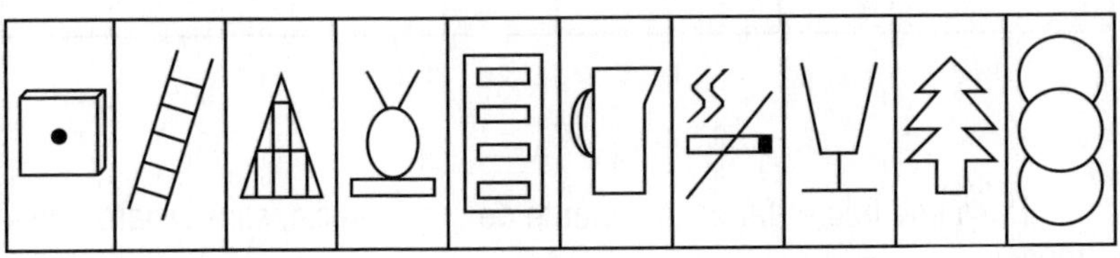

Les dessins « suite »

Vous l'aurez compris, il suffit de retrouver les parties manquantes. Essayez de les redessiner le plus fidèlement possible.

Une fois terminé, comparez le résultat avec les modèles, visualisez vos erreurs.

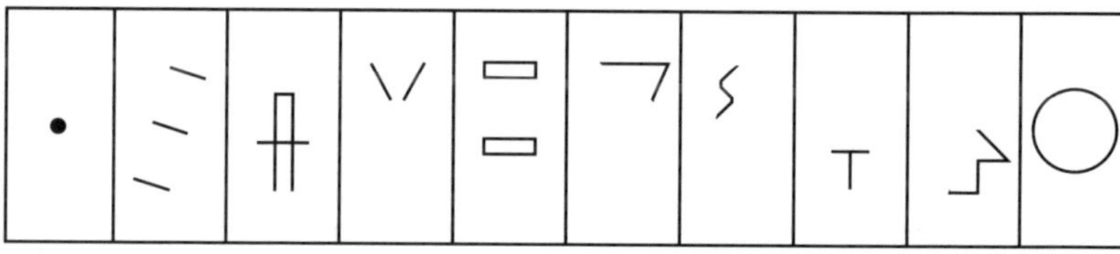

Dans une heure, faites la variante de cet exercice, sans regarder le modèle.

Les dessins « variante »

Essayez de reproduire le plus fidèlement possible les parties manquantes des dessins que vous avez observés. La seule difficulté est que, ici, je les ai mélangés.

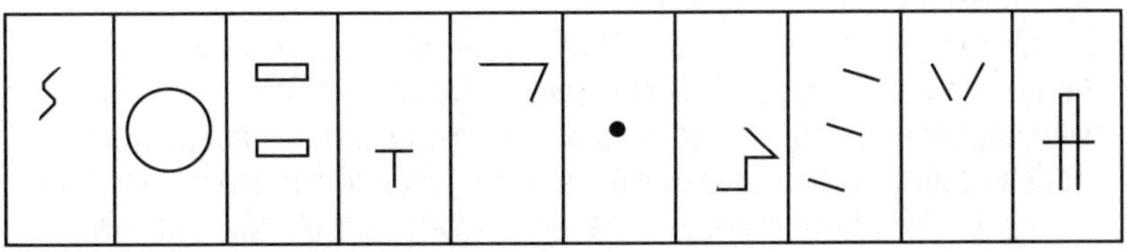

Une fois l'exercice fini, comparez le résultat avec le modèle. Puis, dans une heure, sur une feuille blanche, essayez de le refaire.

Pour travailler votre mémoire plus intensément, vous pouvez redessiner ces icônes dans une semaine, sans regarder le modèle.

Les couples 1

Retenir beaucoup d'informations est plus que difficile. Malheureusement, dans une journée ordinaire, vous rencontrez souvent cette situation. Comment faire ?

Le moyen le plus simple d'y parvenir est de les associer pour en faire des couples. Ainsi, vous devrez mémoriser deux fois moins d'éléments, les autres reviendront par association.

Un exemple que vous avez dû rencontrer : vous ne vous souvenez plus de la liste des courses. Vous cherchez... Ça vous revient... du beurre ! Une fois cet item retrouvé, vous vous souvenez aussi qu'il faut du fromage et des yaourts. Votre cerveau a eu la tâche facilitée par une association.

Faites donc l'expérience : essayez de retenir les 14 mots qui suivent.

NUAGE PÊCHE SEAU PEINTURE PRUNE	ARDOISE MARCHER PLUIE CAHIER	MUSIQUE CARNET COURIR TUILE BROC

C'est trop difficile. Il faudrait les apprendre par cœur, les répéter maintes fois...

Essayez maintenant de retenir ces couples :

NUAGE / PLUIE MUSIQUE / PEINTURE PÊCHE / PRUNE BROC / SEAU	TUILE / ARDOISE MARCHER / COURIR CARNET / CAHIER

Cachez-les... Dans cinq minutes, essayez de les retrouver ; recommencez dans une heure.

Les couples 2

L'association d'items à mémoriser est, à l'heure actuelle, la meilleure solution pour vous aider en cas de troubles de mémoire. Alors, pour vous familiariser avec ce principe et pour un meilleur entraînement, vous allez refaire le même travail.

– Si retenir les sept couples précédents était facile, lisez ceux-ci attentivement. Cachez-les et essayez de les retrouver dans cinq minutes, puis dans une heure (vous pouvez même tenter de les retrouver demain).

– Si la tâche était difficile, regardez attentivement ces sept couples et tournez la page.

NAVET / CAROTTE
BUS / TRAIN
NUIT / ÉTOILE
CHÈQUE / CARTE
HIER / JADIS
TIMBRE / ADRESSE
TASSE / BOL

Les couples 2 « aide »

Je vous donne un des composants de chaque couple. Retrouvez sa paire.

TRAIN /	. . . .
CHÈQUE /	. . . .
BOL /	. . . .
TIMBRE /	. . . .
NAVET /	. . . .
ÉTOILE /	. . . .
HIER /	. . . .

Les sigles

Pour nous faciliter l'existence, nous avons inventé les sigles. Mais, nous les utilisons tellement que nous en oublions leur signification !

Cette liste reprend un certain nombre des plus courants. Essayez de retrouver les mots entiers.

C.S.G.	C.A.F. . . . .
U.R.S.S.A.F.	O.T.A.N. . . . .
T.G.V.	R.A.T.P. . . . .
O.L.P.	E.N.A. . . . .
E.D.F.	O.R.T.F. . . . .
R.M.I.	S.I.C.A.V. . . . .
S.N.C.F.	C.E.E. . . . .
O.N.U.	N.F. . . . .
C.O.D.E.V.I.	R.E.R. . . . .

Correction
Les sigles

Les significations des différents sigles sont :

C.S.G. . . . . *Contribution sociale généralisée.*	C.A.F. . . . . *Caisse d'allocations familiales.*
U.R.S.S.A.F. . . . . *Unions de recouvrement des cotisations de Sécurité sociale et d'allocations familiales.*	O.T.A.N. . . . . *Organisation du traité de l'Atlantique nord.*
T.G.V. . . . . *Train grande vitesse.*	R.A.T.P. . . . . *Régie autonome des transports parisiens.*
O.L.P. . . . . *Organisation de libération de la Palestine.*	E.N.A. . . . . *École nationale d'administration.*
E.D.F. . . . . *Électricité de France.*	O.R.T.F. . . . . *Organisation de la radio et de la télévision française.*
R.M.I. . . . . *Revenu minimum d'insertion.*	S.I.C.A.V. . . . . *Société d'investissement à capital variable.*
S.N.C.F. . . . . *Société nationale des Chemins de fer français.*	C.E.E. . . . . *Communauté économique européenne.*
O.N.U. . . . . *Organisation des Nations unies.*	N.F. . . . . *Norme française.*
C.O.D.E.V.I. . . . . *Compte pour le développement industriel.*	R.E.R. . . . . *Réseau express régional.*

Le corps et la langue 1

Vous utilisez un nombre incalculable d'expressions et de dictons. Ils ne veulent littéralement rien dire, mais sont indissociables de votre patrimoine et de votre culture.

Par exemple, tentez de noter vingt expressions qui utilisent le mot « main ». Si vous parvenez facilement à vingt, essayez de faire l'exercice suivant.

....

....

....

....

....

....

....

....

....

....

....

....

....

....

....

....

....

....

....

....

Correction
Le corps et la langue 1

La liste que j'énumère ici n'est pas complète mais, à mon avis, elle regroupe les expressions connues de tous :

Avoir les mains sales.
Pris la main dans le sac.
Avoir mainmise.
Faire main basse.
Faire des pieds et des mains.
Avoir une main de fer.
Avoir les mains baladeuses.
Poings et mains liés.
Avoir la main sur le cœur.
Perdre la main.
Haut les mains.
Mettre la main à la pâte.
Demander la main à quelqu'un.
Avoir la main leste.
Passer la main.
Prêter main-forte.
Avoir la main heureuse.
Avoir un poil dans la main.
Prendre les choses en main.
Se faire la main.
Une main courante.
Se prendre en main.
La main au collet.
Être entre de bonnes mains.
Avoir deux mains gauches.
Aux innocents les mains pleines.
Mettre la main au panier.
Avoir la main verte.
Mettre sa main à couper.
Mettre sa main au feu.
Avoir une main de velours.
Avoir la main lourde.

Uni comme les cinq doigts de la main.

Le corps et la langue 2

Essayez de dénombrer le maximum d'expressions qui utilisent le mot « cœur ».

. . . .

. . . .

. . . .

. . . .

. . . .

. . . .

. . . .

. . . .

. . . .

. . . .

. . . .

. . . .

. . . .

. . . .

. . . .

. . . .

. . . .

. . . .

. . . .

. . . .

Correction
Le corps et la langue 2

Quelques exemples :

Avoir le cœur sur la main.
Avoir un cœur d'or.
Avoir mal au cœur.
Serrer sur son cœur.
Fait à cœur.
À cœur ouvert.
Aller droit au cœur.
Avoir le cœur gros.
Prendre une chose à cœur.

Avoir le cœur brisé.
Apprendre par cœur.
Avoir le cœur au bord des lèvres.
Avoir le cœur serré.
Aimer de tout cœur.
De bon cœur.
Porter dans son cœur.
En avoir le cœur net.
Faire contre mauvaise fortune bon cœur.

L'objet de trop 1

Vous avez peut-être déjà fait cet exercice dans l'autre sens : on vous montrait différents objets, puis on en supprimait un, il fallait dire lequel…

Voici son négatif.

Observez pendant trente secondes ces dessins, puis tournez la page…

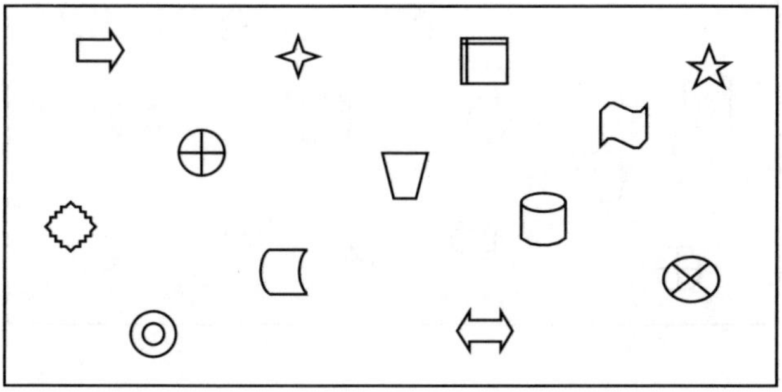

L'objet de trop 1 « suite »

Retrouverez-vous au premier coup d'œil le dessin supplémentaire ?

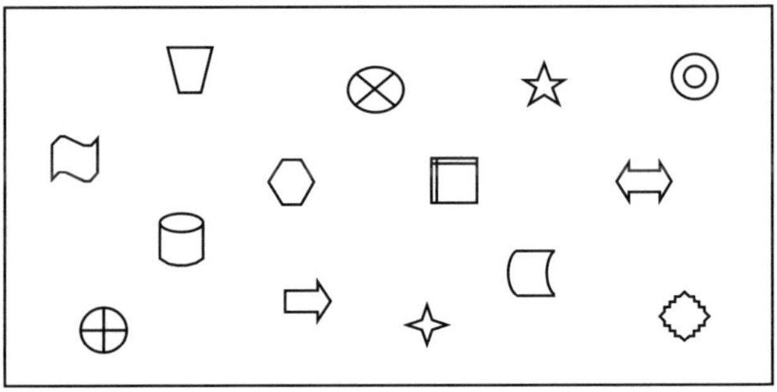

L'objet de trop 2

Si la tâche vous a paru facile, entraînez-vous sur cette seconde version.

La difficulté réside en deux points : une quantité plus importante de figures à retenir et deux intrus à remarquer.

Regardez bien ces figures pendant trente secondes et tournez la page.

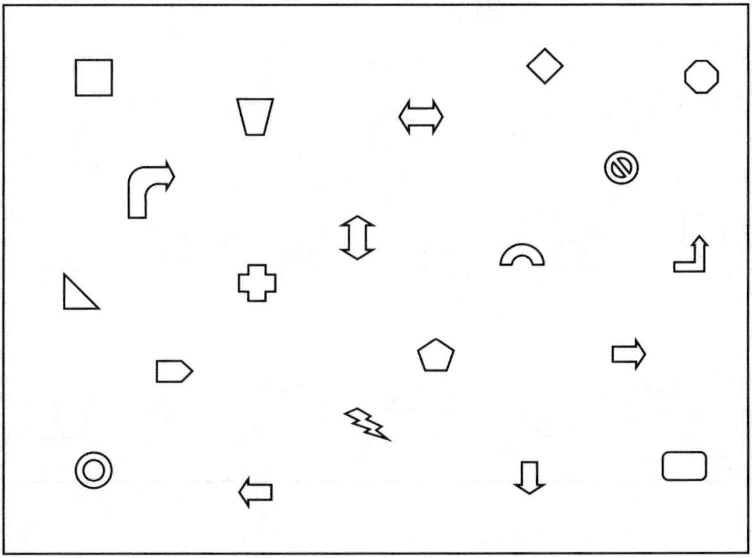

L'objet de trop 2 « suite »

Soyez attentifs et retrouvez les deux intrus rajoutés.

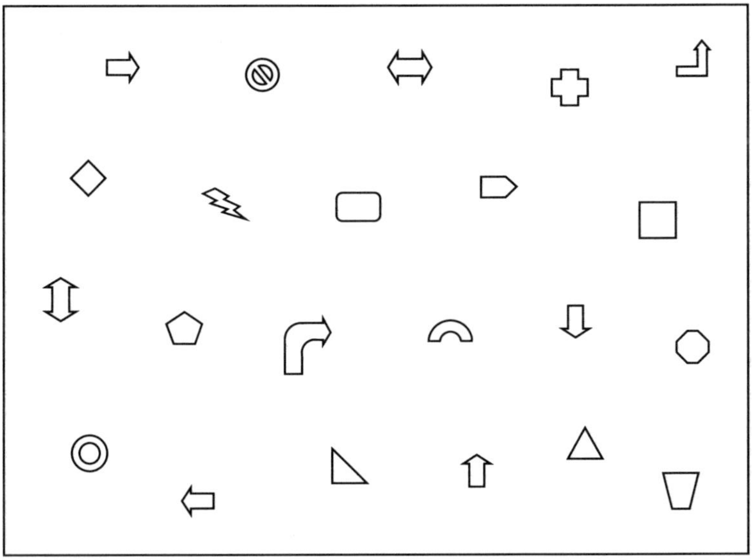

Correction
L'objet de trop 1

L'intrus à remarquer était :

Correction
L'objet de trop 2

Les deux dessins supplémentaires sont :

△ ⇧

Le cycle

Lisez attentivement ce cycle. Essayez de mémoriser les éléments qui le forment, puis tournez la page...

Le **carbone,** sous forme de gaz, s'associe naturellement à l'oxygène.

Le carbone et l'oxygène forment le **dioxyde de carbone.**

Le **dioxyde de carbone** est absorbé par les **rosiers.**

Les **rosiers** sont mangés par les **pucerons.**

Les **pucerons** forment le repas des **coccinelles.**

Les **coccinelles** sont le mets des **moineaux.**

Les **moineaux** sont mangés par les **buses.**

Le sort des **buses** est réglé par les **renards.**

Le **renard** mort est un repas pour les **bactéries.**

Les **bactéries** décomposent les matières organiques, ainsi le **carbone** repart sous forme de gaz.

Le cycle « suite »

Parviendrez-vous, grâce au classement, à retrouver les éléments qui composent le cycle énoncé en page précédente ?

Pour vous aider, je vous rappelle qu'il y a neuf items.

. . . .

. . . .

. . . .

. . . .

. . . .

. . . .

. . . .

. . . .

. . . .

Le classement

Ce travail est dans la lignée du précédent. Il est l'illustration de l'astuce que je donne dans la correction « Le cycle ». C'est un entraînement pour vous montrer qu'en classant vos items en une histoire, vous les retiendrez mieux. Ici, j'ai utilisé l'ordre de grandeur.

Lisez attentivement la première histoire, cachez-la, et essayez de l'écrire le plus fidèlement possible.

Puis faites de même pour la suivante.

La carte bleue de Claire se trouve dans son portefeuille qui est dans son sac à main, dans le tiroir de son armoire, à l'intérieur de sa chambre, dans sa villa d'un village du Sud de la France.

Jean, employé à *La Poste,* envoie un courrier à Élodie. Il écrit une lettre qu'il met dans une enveloppe et qu'il dépose dans la cagette du bureau de poste. Elle part dans un container, à l'intérieur d'un camion. À la sortie, ce courrier est classé dans une liasse à l'intérieur d'un sac. Il est emporté dans la sacoche du facteur, sur son vélo.

Correction
Le cycle

Le point important que je veux vous montrer par cet exercice est le suivant : pour mémoriser une succession de choses, dans un ordre précis (comme le planning de la journée), il existe une astuce. Elle est utilisée par les gens connus pour leur mémoire (comme les joueurs qui comptent les cartes au casino).

Il s'agit d'inventer une histoire, même stupide et sans signification, utilisant tous les items dans le bon ordre. Essayez, vous verrez le résultat...

Voici les neuf items, classés, qu'il fallait mémoriser :

Carbone

Dioxyde de carbone

Rosiers

Pucerons

Coccinelles

Moineaux

Buses

Renards

Bactéries

Les invités

Ce qui vous attend est plus difficile qu'il n'y paraît. Soyez très attentifs ! (L'attention, c'est aussi une cognition, et c'est aussi un des paramètres qui change votre aptitude à mémoriser.)

Lisez très attentivement trois fois ce texte, puis tournez la page…

Un petit village fête le printemps.

Une grande table est dressée.

Sur un côté se retrouvent de gauche à droite : Jacques, Julie, Émilie, Antoine, José, Henri, Jérôme, Antoine, Anne et Jean.

Les invités « suite »

Est-il bien imprimé dans votre mémoire ? Répondez alors à ces questions :

Quel adjectif qualifie la table ?

. . . .

Combien y a-t-il d'invités connus ?

. . . .

Quel prénom revient deux fois ?

. . . .

Combien y a-t-il de femmes ?

. . . .

Combien de prénoms commencent par la lettre J ?

. . . .

Henri est-il à droite de José ?

. . . .

Qui se trouve entre Julie et Antoine ?

. . . .

Les vacances

Lisez attentivement ce texte, puis tournez la page.

Un groupe d'amis discute sur un sujet plaisant : les vacances.

Raoul, étudiant, pense que les vacances sont synonymes de fin d'examens. Il n'a pas à se dire qu'il doit encore apprendre ceci ou cela pour le lendemain. Il peut enfin se détendre.

Jean-Paul, architecte, dit qu'il peut flâner dans des villes pittoresques ; il trouve ainsi de nouvelles idées. Il avoue, par conséquent, qu'il pense au travail, mais c'est plus fort que lui !

Martine, mère au foyer, adore les vacances. C'est pour elle le moment d'être avec ses trois enfants. Ils sont ensemble toute la journée. Inutile de courir pour les préparer à l'heure. De plus, elle n'a pas besoin de se creuser la tête pour les aider à faire leurs devoirs ! Le seul problème : quand ils veulent partir à la mer, elle doit être très attentive au budget.

Charlotte, secrétaire, pense que les vacances sont mal étudiées : elle n'a que quatre semaines de congés payés par an. Elle ne sait pas comment faire pour ses enfants. Ces derniers temps, les choses se compliquent car Kévin et Élodie, ses enfants, s'ennuient chez leurs grands-parents. Elle ne peut pas assurer une colonie de vacances pour tout l'été. Chaque année, avec son mari, ils doivent être pleins d'imagination et de malice.

Bertrand prend toujours ses vacances « hors saison ». Il dit qu'il ne supporte pas la foule. Aux périodes où il voyage, les gens sont plus accueillants. Il peut aller plus loin, pendant plus longtemps, car les prix sont beaucoup plus bas.

Les vacances « suite »

Avez-vous été attentif ? Essayez de répondre au mieux à toutes ces questions.

Combien Martine a-t-elle d'enfants ?

....

Qui pense au travail pendant les vacances ?

....

Pour partir à la mer, quel est le problème de Martine ?

....

Que faut-il comme qualité, d'après Charlotte, pour trouver des vacances aux enfants ?

....

Quel métier exerce Jean-Paul ?

....

Que ne supporte pas Bertrand ?

....

Que signent les vacances pour Raoul ?

....

Comment s'appellent les enfants de Charlotte ?

....

Correction
Les invités

J'espère que vous avez trouvé la plupart des réponses…

Quel adjectif qualifie la table ?

Grande

Combien y a-t-il d'invités connus ?

10

Quel prénom revient deux fois ?

Antoine

Combien y a-t-il de femmes ?

3

Combien de prénoms commencent par la lettre J ?

5

Henri est-il à droite de José ?

Oui

Qui se trouve entre Julie et Antoine ?

Émilie

Correction
Les vacances

Plus j'augmente la quantité d'informations, plus l'exercice est difficile. Si vous avez toutes les réponses, félicitations !

Il vous fallait trouver :

Combien Martine a-t-elle d'enfants ?

3

Qui pense au travail pendant les vacances ?

Jean-Paul

Pour partir à la mer, quel est le problème de Martine ?

Le budget

Que faut-il comme qualité, d'après Charlotte, pour trouver des vacances aux enfants ?

L'imagination et la malice

Quel métier exerce Jean-Paul ?

Architecte

Que ne supporte pas Bertrand ?

La foule

Que signent les vacances pour Raoul ?

La fin des examens

Comment s'appellent les enfants de Charlotte ?

Kévin et Élodie

L'addition 1

Observez ces sept couples « icônes/chiffres » pendant une minute, puis tournez la page…

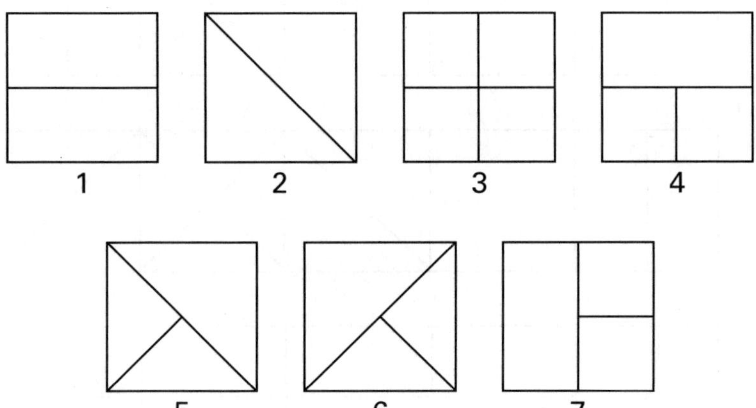

L'addition 1
« suite »

Saurez-vous résoudre cette addition en formes et en chiffres ? Attention aux pièges ! Chaque icône ne correspondant pas aux modèles sera remplacée par 0.

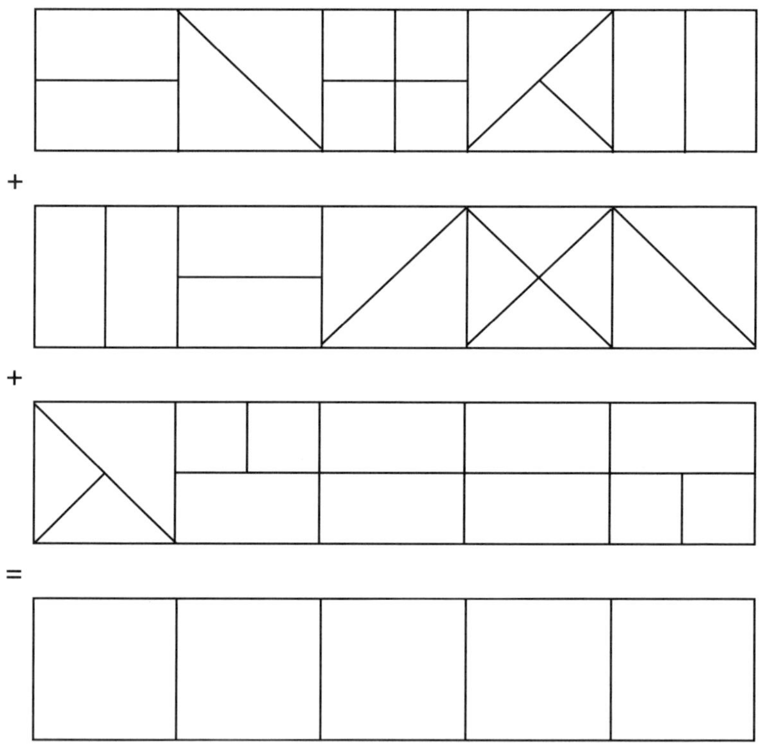

Si vous avez trouvé cet exercice difficile, regardez de nouveau les modèles pendant une minute, et faites l'addition de la page suivante.

Si vous avez trouvé cet exercice simple, faites l'addition de la page suivante dans quelques minutes, sans regarder les modèles.

L'addition 2

Soyez vigilants au sens des figures !

Essayez de résoudre cette addition en formes et en chiffres. Chaque icône ne correspondant pas aux modèles sera remplacée par 0.

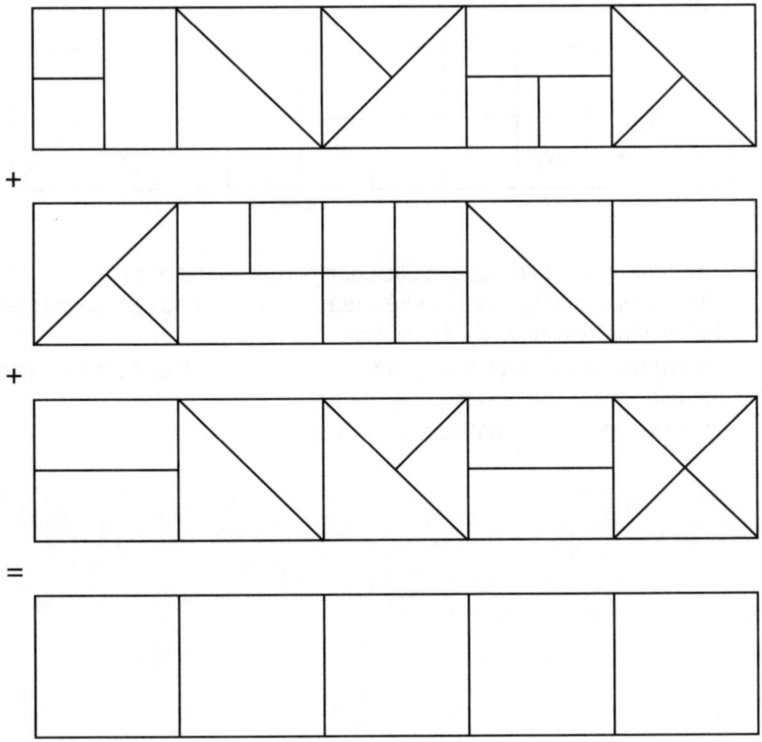

Correction
L'addition 1

Le résultat est :

63476

Ou :

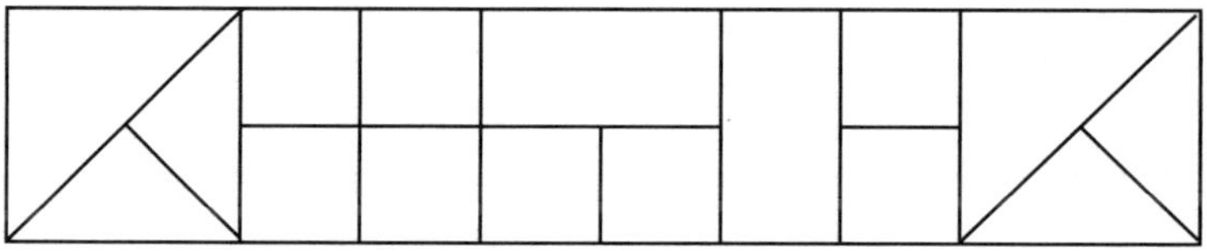

L'erreur la plus classique est de confondre les figures 5 et 6.

Mémoriser des figures ne représentant aucune forme connue est très difficile. Vous avez du mal à les classer.

Souvenez-vous : vous mémorisez suivant ce que vous connaissez et comprenez ! Faites donc des associations.

Par exemple, le 3 représente une croix. Ça rime…

Correction
L'addition 2

Le résultat en nombre est :

74376

Le résultat en formes est :

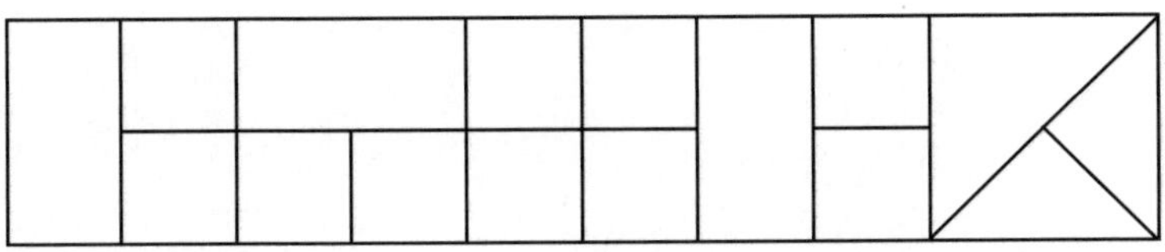

CHAPITRE VI

Concentration et attention

L'ATTENTION est le fait de mettre vos sens en alerte pour recevoir le plus efficacement possible un stimulus particulier. Si vous êtes attentifs à un bruit, vous l'intégrerez mieux et vous capterez plus de détails. De plus, vous court-circuiterez les autres bruits alentour pour l'isoler.

La concentration est l'aptitude à maintenir son attention sur une situation ou une information précise. Elle permet d'augmenter le temps d'attention.

Ces deux fonctions sont mêlées et indissociables ; il est d'ailleurs difficile de faire la différence... Quoi qu'il en soit, elles sont le premier maillon de la mémoire.

La concentration et l'attention jouent un rôle majeur dans le processus de mémorisation. Plus vous serez concentrés à la réception d'informations, plus la rétention sera qualitativement et quantitativement bonne. Vous les travaillez à chaque exercice, quel que soit le chapitre. Elles permettent à votre cerveau de réfléchir sur un fait précis et d'ignorer le reste.

Si vous essayez de retenir l'un des énoncés et que vous pensez en même temps à la cuisson de votre poulet, vos résultats s'en ressentiront...

Les exercices de ce chapitre sont truffés de petits pièges. Ils ne contiennent aucune difficulté particulière, si vous êtes concentrés et attentifs... Bien évidemment, ils servent à développer votre mémoire. Ils entraînent la préparation à une bonne mémorisation et améliorent vos capacités mnésiques. Ils obligent à piocher des éléments inscrits dans votre cerveau pour répondre d'une manière adaptée. La preuve de l'étroite collaboration entre concentration et mémoire est que beaucoup d'exercices de ce chapitre auraient leur place dans celui de « Mémoire pure ».

Les couleurs

Pour mieux mémoriser, on apprend souvent aux enfants à associer une couleur pour chaque chose. L'augmentation de rétention, grâce à cette méthode, est prouvée depuis longtemps.

Les équipes qui construisent les lieux publics gardent ce principe :

– Dans les parkings, une icône et une couleur sont associées à votre numéro d'emplacement.

– Dans le métro, chaque numéro de ligne à sa couleur…

Chaque fois, le but est d'associer différents circuits de mémorisation. Cela vous permet de mieux vous souvenir du chemin à prendre et de ne pas vous perdre. Vous n'avez plus qu'à faire de même ! C'est une astuce très simple à mettre en place, qui vous donnera de bons résultats.

À ce propos, la langue française, elle-même, les utilise comme code ou comme moyen de décrire quelque chose qui ne se voit pas !

Essayez d'associer une couleur aux mots suivants :

Rire forcé	....
Cuisson	....
Innocent	....
Colère	....
Peur	....
Honte	....
Noblesse	....
Cerveau	....
Vie heureuse	....
Espoir	....
Désespoir	....
Danger	....

Correction
Les couleurs

Les couleurs à deviner étaient :

Rire forcé	. . . .	*JAUNE*
Cuisson	. . . .	*BLEU*
Innocent	. . . .	*BLANC*
Colère	. . . .	*NOIR*
Peur	. . . .	*BLEU*
Honte	. . . .	*ROUGE*
Noblesse	. . . .	*BLANC*
Cerveau	. . . .	*GRIS*
Vie heureuse	. . . .	*ROSE*
Espoir	. . . .	*VERT*
Désespoir	. . . .	*NOIR*
Danger	. . . .	*ROUGE*

L'arithmétique

Un peu de maths, ça n'a jamais fait de mal... En fait, c'est excellent pour les connexions neuronales. La preuve : plus vous comptez de tête, plus le résultat vient rapidement et facilement. Inversement, si vous étiez habitué à manier les nombres mentalement et que vous ne le faites plus, vous sentirez vite votre baisse de rendement.

Tentez de trouver sans aide (écrits, calculatrice...), le plus rapidement possible, les 4 nombres qui suivent celui donné en respectant la consigne :

Soustraire 7 à chaque fois :	**133**	....
Additionner 13 à chaque fois :	**67**	....
Multiplier par 3 à chaque fois :	**2**	....
Diviser par 2 à chaque fois :	**512**	....

Correction
L'arithmétique

Les séries que vous avez doivent être :

Soustraire 7 à chaque fois :

133	*126*	*119*	*112*	*105*

Additionner 13 à chaque fois :

67	*80*	*93*	*106*	*119*

Multiplier par 3 à chaque fois :

2	*6*	*18*	*54*	*162*

Diviser par 2 à chaque fois :

512	*256*	*128*	*64*	*32*

La syllabe 1

J'ai supprimé les deux premières lettres de chaque mot ! Vous voilà obligés de les retrouver pour reformer les deux listes.

Pour vous aider, sachez que la syllabe manquante est identique pour tous les mots d'une même liste.

_ _ I L L E	_ _ I T E R
_ _ L E N T	_ _ P U D E U R
_ _ N N E R	_ _ B É C I L E
_ _ V E R N E	_ _ P R O V I S E R

Correction
La syllabe 1

Pour la liste une : la syllabe est *TA.*
Pour la liste deux : la syllabe est *IM.*

Les mots à deviner sont donc :

TAILLE	*IMITER*
TALENT	*IMPUDEUR*
TANNER	*IMBÉCILE*
TAVERNE	*IMPROVISER*

La syllabe 2

C'est le même principe que l'exercice précédent. Cette fois, il manque les trois premières lettres.

La syllabe manquante est identique pour tous les mots d'une même liste.

_ _ _ B E	_ _ _ Q U E
_ _ _ A T T E	_ _ _ S E U R
_ _ _ I L L E T	_ _ _ T I C
_ _ _ O Q U E	_ _ _ S I F

Correction
La syllabe 2

Les deux syllabes étaient plus difficiles à retrouver car plus longues et moins communes.

Il fallait penser à : *BAR* et *MAS.*

BARBE	*MASQUE*
BARATTE	*MASSEUR*
BARILLET	*MASTIC*
BAROQUE	*MASSIF*

Votre cerveau cherche, de suite, la simplicité. Il vous vient, logiquement, à l'esprit des couples de lettres, les préfixes connus et les « débuts » de mots que vous avez en tête.

Vous avez peut-être même ressassé constamment les rares possibilités que vous aviez imaginées.

Vous devez vous concentrer pour ordonner à votre mémoire une fouille approfondie, autre que celle dont elle a l'habitude.

C'est le but de cet exercice !

La syllabe « variante »

Faites travailler votre cerveau en compliquant régulièrement la tâche.

Essayez de trouver le maximum de mots de cinq lettres finissant par AGE.

_ _ A G E

....
....
....

Si cela vous paraît facile, faites la même chose avec des mots de six lettres.

_ _ _ A G E

....
....
....

Si c'est encore trop simple, recommencez avec des mots de sept lettres.

_ _ _ _ A G E

....
....
....

Si vous êtes un « crack », vous pouvez continuer…

Correction
La syllabe « variante »

Voici quelques exemples de mots de cinq lettres finissant par AGE :

PÉAGE	*PLAGE*	*NUAGE*
ÉTAGE	*STAGE*	*OTAGE*
ADAGE	*ORAGE*	*IMAGE*

Quelques exemples de mots de six lettres finissant par AGE :

VOYAGE	*POTAGE*	*PELAGE*
RAMAGE	*VIRAGE*	*TIRAGE*
CIRAGE	*CODAGE*	*CÉPAGE*
ROUAGE	*SCIAGE*	*MIXAGE*
MIRAGE	*PLIAGE*	*MÉNAGE*
TRIAGE	*GARAGE*	*RODAGE*

Quelques exemples de mots de sept lettres finissant par AGE :

CHÔMAGE	*PONTAGE*	*GOMMAGE*
DOMMAGE	*COLLAGE*	*FROMAGE*
HOMMAGE	*VILLAGE*	*SONDAGE*

Ces listes ne sont que des exemples. Vous avez peut-être trouvé d'autres réponses qui sont tout aussi justes…

Le feu d'artifice

Avant de commencer cet exercice exigeant une bonne attention et une grande concentration, je vous donne une astuce. Elle peut paraître évidente, mais mon expérience sur la rééducation des cognitions m'a prouvé que si tout le monde la connaît, très peu l'utilisent.

Pour avoir une meilleure concentration, il faut éliminer le maximum de stimuli extérieurs ! Par exemple, si vous voulez vous concentrer sur un texte important, coupez la radio et la télévision. Isolez-vous des informations telles que sons, images, odeurs... Essayez d'empêcher l'accès à votre cerveau de toute interférence.

Pour que votre enfant s'attarde convenablement sur ses premiers devoirs, ne l'installez pas sur la table rouge de la cuisine !

Voici donc l'exercice :

Quelques jours avant le 14 juillet, une entreprise de feux d'artifice fonctionne 24 heures sur 24.

Sachant qu'il lui faut quarante minutes pour faire une fusée, combien de jours lui faudra-t-elle pour réaliser le matériel d'un feu de 144 fusées ?

Correction
Le feu d'artifice

Le seul piège à éviter est de comparer des éléments qui ne sont pas exprimés dans la même unité de mesure.

144 x 40 = 5760

Il faut 5760 minutes pour faire un feu de 144 fusées.

5760 minutes : 60 = 96 heures

96 heures : 24 = 4 jours

Il faut 4 jours pour faire ces fusées.

Les associations 1

Faites-vous facilement des associations ? À ce niveau du livre, je pense que vous avez compris leur importance pour mieux mémoriser… Plus vous penserez à associer des items, plus vous augmenterez vos capacités mnésiques. Il faut absolument avoir ce réflexe…

Ce type d'exercice peut vous y habituer : pour chaque liste de trois mots, un quatrième devrait vous venir à l'esprit par son rapport direct.

OR	CRAYON	ANTIPERSONNELLE	....
RIDEAU	REPASSER	CHEVAL	....
ATLAS	JOUER	PUCE	....
AS	VITRE	PLÂTRE	....
PORTE	LOUP	DANSE	....
SOL	PARADIS	CHAMPS	....
VERTE	LOURDE	COURANTE	....
PEUR	CIEL	AZUR	....
PIZZA	BRISÉE	MODELER	....
BAINS	BAL	ATTENTE	....

Si vous avez trop de difficultés, tournez la page (en dernier recours) pour obtenir les réponses… dans le désordre !

Les associations 1 « aide »

Voici donc les réponses. Il suffit de les remettre dans l'ordre.

CARREAU
CLÉ
MINE
SALLE
BLEU
FER
PÂTE
PAS
CARTE
MAIN

Les associations 2

Cette fois-ci, c'est un autre type d'association qu'il faut mettre en pratique.

Quel est le point commun qui unit les trois mots de chaque liste ?

POIS	NAIN	BÉBÉ	....
BALLON	ROUE	SOLEIL	....
CHAUSSURE	LUNETTE	GANT	....
NEIGE	COLOMBE	COTON	....
SAISONS	TRÈFLE	ANNÉES BISSEXTILES	....
NUIT	COLÈRE	CHARBON	....
GUÉPARD	TGV	LUMIÈRE	....
LAIT	ARGENT	AZOTE	....
DÉ	RACINE	MÈTRE	....
TONDEUSE	HÉLICOPTÈRE	BATEAU	....

Si vous tournez la page, vous trouverez les solutions dans le désordre. Sachez qu'il vaut mieux mettre beaucoup de temps sans aide que de résoudre l'exercice avec les réponses.

Les associations 2 « aide »

Voici les réponses dans le désordre :

LIQUIDE
ROND
CARRÉ ou CUBE
PETIT
VITESSE
BLANC
HÉLICE
QUATRE
PAIRE
NOIR

Correction
Les associations 1

Il fallait trouver :

OR	CRAYON	ANTIPERSONNELLE	*MINE*
RIDEAU	REPASSER	CHEVAL	*FER*
ATLAS	JOUER	PUCE	*CARTE*
AS	VITRE	PLÂTRE	*CARREAU*
PORTE	LOUP	DANSE	*PAS*
SOL	PARADIS	CHAMPS	*CLEF*
VERTE	LOURDE	COURANTE	*MAIN*
PEUR	CIEL	AZUR	*BLEU*
PIZZA	BRISÉE	MODELER	*PÂTE*
BAINS	BAL	ATTENTE	*SALLE*

Correction
Les associations 2

Vous deviez trouver dans cet ordre :

POIS	NAIN	BÉBÉ	*PETIT*
BALLON	ROUE	SOLEIL	*ROND*
CHAUSSURE	LUNETTE	GANT	*PAIRE*
NEIGE	COLOMBE	COTON	*BLANC*
SAISONS	TRÈFLE	ANNÉES BISSEXTILES	*QUATRE*
NUIT	COLÈRE	CHARBON	*NOIR*
GUÉPARD	TGV	LUMIÈRE	*VITESSE*
LAIT	ARGENT	AZOTE	*LIQUIDE*
DÉ	RACINE	MÈTRE	*CARRÉ ou CUBE*
TONDEUSE	HÉLICOPTÈRE	BATEAU	*HÉLICE*

Les paires

Vous allez faire un petit effort, légèrement fatigant pour les yeux mais tellement bon pour la réflexion et l'attention…

Associez ces chiffres par paire, dans le sens de la lecture. À votre avis, combien de paires sont égales à 9 lorsqu'on additionne les deux chiffres ligne par ligne ?

2 7 4 5 6 1 3 8 7 2 4 0 9 3 5 4 5 2 8 1 9 3 7 4 5 6 3 7 1 9

3 5 4 2 7 2 1 3 9 0 2 7 1 5 8 1 4 4 5 2 0 3 6 2 9 7 3 6 2 7

0 9 3 4 5 6 3 3 9 1 2 7 4 8 5 5 4 8 1 3 4 5 7 2 8 1 7 6 3 1

5 2 7 3 6 5 2 1 9 3 4 5 7 2 1 0 9 8 3 8 1 7 2 3 1 5 4 5 2 9

7 3 6 1 8 1 7 0 2 9 3 2 6 4 5 7 2 0 9 3 1 7 2 7 3 6 4 5 2 7

Correction
Les paires

Avez-vous remarqué la similitude entre cet exercice et ceux du chapitre « Mémoire et spatialisation » ? C'est encore une preuve de l'étroite collaboration des différentes fonctions cognitives.

Leur intrication est telle que, dans certaines situations, vous pouvez les confondre. En fait, inutile de chercher à savoir à laquelle vous avez affaire ; elles travaillent ensemble.

Cette page pourrait très bien figurer au chapitre de spatialisation.

Il fallait trouver :

Ligne une = **9**
Ligne deux = **10**
Ligne trois = **10**
Ligne quatre = **9**
Ligne cinq = **11**

Les animaux

Aimez-vous les jeux de lettres ?
– Oui !
Tant mieux.
– Non !
C'est dommage, car c'est sans doute le meilleur moyen ludique d'entretenir vos capacités mentales.

Les jeux, comme les mots croisés ou les jeux de société de ce style, vous font cogiter d'une manière complète. Vous devez utiliser votre mémoire à grand rendement, mais vous devez aussi faire preuve de concentration, de stratégie, de logique… Bref, quelle que soit votre réponse, vous allez vous attarder à cet exercice.

Pour chaque groupe de lettres, essayez de former un mot en les utilisant toutes. Ce jeu est simplifié car les réponses sont à chaque fois des noms d'animaux !

I O L N	…………
E E I U P R V	…………
A É É H L N P T	…………
E I C H N	…………
E O U R T T	…………
A O U U R T V	…………
E I O O C C D L R	…………
R A N E I S L G	…………
A I U D H N P	…………
T O T U E M E	…………

Correction
Les animaux

Si vous remettez les lettres dans le bon ordre, vous obtiendrez :

I O L N	*LION*
E E I U P R V	*PIEUVRE*
A É É H L N P T	*ÉLÉPHANT*
E I C H N	*CHIEN*
E O U R T T	*TORTUE*
A O U U R T V	*VAUTOUR*
E I O O C C D L R	*CROCODILE*
R A N E I S L G	*SANGLIER*
A I U D H N P	*DAUPHIN*
T O T U E M E	*MOUETTE*

Les arbres

Le jeu précédent est très bénéfique pour votre santé intellectuelle. Je vous en ai donc concocté un second.

Celui-ci est un peu plus difficile. La consigne est la même : utilisez toutes les lettres pour chaque groupe mais, cette fois, il faut trouver des noms d'arbres.

Remarque : vous pourrez inventer une multitude d'exercices de ce type pour vos proches, surtout s'ils ont du mal à trouver des mots aux jeux de lettres classiques. Le thème (animaux, arbres, fruits, villes…) est une aide précieuse qui simplifie la tâche et qui habitue l'esprit à travailler.

N U I P E R R	....
I P E R O R I	....
H Ê C N E	....
L U P I E R E P	....
A Â E I I C R N H G T	....
P A I N S	....
R T H Ê E	....
A E É B L R	....
Y R O E N	....
A É I O U Q S	....

Correction
Les arbres

Il fallait trouver :

N U I P E R R	*PRUNIER*
I P E R O R I	*POIRIER*
H Ê C N E	*CHÊNE*
L U P I E R E P	*PEUPLIER*
A Â E I I C R N H G T	*CHÂTAIGNIER*
P A I N S	*SAPIN*
R T H Ê E	*HÊTRE*
A E É B L R	*ÉRABLE*
Y R O E N	*NOYER*
A É I O U Q S	*SÉQUOIA*

Le vocabulaire

La langue française est très riche. Si vous y réfléchissez bien, votre vocabulaire est suffisamment complet pour décrire avec grande précision toute situation. Malheureusement, chaque fois, vous utilisez les mêmes mots pour tout exprimer. Au final, vous pouvez tout simplement oublier la plupart de ceux que vous connaissez !

Essayez de trouver quatre qualificatifs pour chacun de ces termes en respectant la règle suivante : il faut deux mots « moins » et deux mots « plus » que la proposition.

Exemple : **grand** = petit, microscopique ; géant, gigantesque.

Humide	....	....
Marcher	....	....
Tiède	....	....
Moderne	....	....
Région	....	....
Parler	....	....
Aisé	....	....
Rue	....	....
Bon	....	....
Moyen Âge	....	....
Sombre	....	....
Heure	....	....

Correction
Le vocabulaire

Les solutions que je vous donne ne sont que des exemples. Il est évident que d'autres réponses sont possibles. Tout dépend de votre vocabulaire, de vos savoir et imagination…

Humide	aride ; sec	mouillé ; trempé
Marcher	piétiner ; ramper	courir ; se ruer
Tiède	gelé ; froid	chaud ; bouillant
Moderne	archaïque ; ancien	avant-gardiste ; futuriste
Région	canton ; département	pays ; continent
Parler	se taire ; chuchoter	crier ; hurler
Aisé	misérable ; pauvre	riche ; millionnaire
Rue	allée ; chemin	avenue ; boulevard
Bon	infecte ; mauvais	excellent ; succulent
Moyen Âge	préhistoire ; Antiquité	Renaissance ; la Grande Guerre
Sombre	noir ; obscur	clair ; lumineux
Heure	seconde ; minute	jour ; année

Le mot mystérieux

Le but est de trouver un mot de trois lettres (à la place des pointillés) qui mis au bout de chacun de ces « préfixes », forme un autre mot.

IS
P
PRI
BI
M
AM
OP

} - - -

Correction
Le mot mystérieux

Le mot à deviner est :

IS
P
PRI
BI   *ÈRE*
M
AM
OP

Les mots formés sont alors :

ISÈRE
PÈRE
PRIÈRE
BIÈRE
MÈRE
AMÈRE
OPÈRE

La lumière

Si vous n'utilisez pas vos souvenirs ou votre savoir, ils finissent par se perdre au fond de votre mémoire.

Voici encore un exemple qui le démontre : lorsque vous étiez collégien, il vous fallait une à deux minutes pour résoudre l'exercice suivant (sans calculatrice).

Combien de temps allez-vous mettre maintenant ?

La lumière a pour vitesse 300 000 km/s.
La lumière de notre soleil met huit minutes pour nous parvenir.
Quelle est la distance qui sépare la terre du soleil ?

Correction
La lumière

Si vous êtes écolier, vous avez des chances d'exceller à ce genre d'exercice !

Sinon, vous avez sûrement oublié comment le résoudre.

Il est très simple :

8 minutes = 480 secondes

La lumière met 480 secondes pour nous parvenir.

Si elle parcourt 300 000 km en 1 seconde, en 480 secondes elle parcourt 300 000 x 480 = 144 000 000 km.

Il fallait donc trouver une distance de ***144 000 000 km.***

L'arbre généalogique 1

Cet arbre pourrait représenter une partie de votre famille.

À ce propos, vous êtes-vous déjà posé la question du nombre de liens de parenté qui existent ?

Citez ceux qui apparaissent ici.

H : homme.

F : femme.

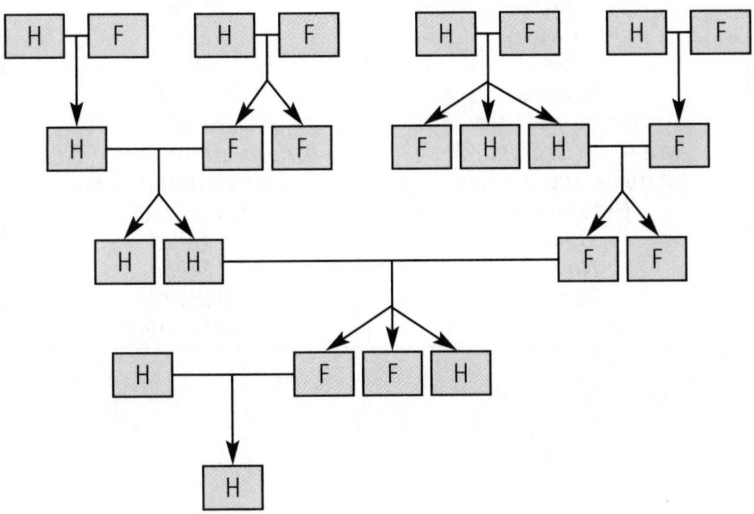

Correction
L'arbre généalogique 1

Les liens sont très nombreux, car chacun porte plusieurs casquettes.

Dans ce cas, il en apparaît trente :

Arrière-arrière-grand-père	*Arrière-arrière-grand-mère*
Arrière-grand-père	*Arrière-grand-mère*
Grand-père	*Grand-mère*
Père	*Mère*
Frère	*Sœur*
Fils	*Fille*
Petit-fils	*Petite-fille*
Arrière-petit-fils	*Arrière-petite-fille*
Arrière-arrière-petit-fils	*Arrière-arrière-petite-fille*
Arrière-grand-oncle	*Arrière-grand-tante*
Grand-oncle	*Grand-tante*
Oncle	*Tante*
Neveu	*Nièce*
Gendre	*Belle-fille*
Beau-père	*Belle-mère*

L'arbre généalogique 2

En famille, vous ne vous imaginez pas le nombre de liens de parenté qui unissent les uns et les autres.

Prenez l'arbre généalogique précédent. En considérant que sont présents tous les personnages du schéma et seulement eux, si chacun compte en son nom, pouvez-vous dire au total combien apparaissent de :

Mères	....
Grands-pères	....
Arrière-grands-pères	....
Frères ou sœurs	....
Oncles ou tantes	....
Cousins ou cousines	....
Petits-enfants	....
Gendre	....

Par exemple, pour une mère qui a deux enfants, il faut compter deux. En effet, chaque enfant compte une mère.

Correction
L'arbre généalogique 2

Il y a au total, si chacun compte en son nom :

Mères	....	*15*
Grands-pères	....	*15*
Arrière-grands-pères	....	*14*
Frères ou sœurs	....	*18*
Oncles ou tantes	....	*14*
Cousins ou cousines	....	*0*
Petits-enfants	....	*30*
Gendres	....	*8*

Le carré magique

C'est un grand classique incontournable dans les exercices de réflexion. Je l'ai donc inclu parmi les miens.

En vous servant de ces neuf chiffres :

1 2 3 4 5 6 7 8 9

vous devez remplir les neuf cases du carré en utilisant chaque chiffre une seule fois. Faites en sorte que la somme totale de chaque rangée et de chaque colonne soit égale à 15.

Si vous avez réussi, sachez qu'avec les mêmes règles il existe une solution où la somme est aussi de 15 en diagonale !

Cherchez bien…

Correction
Le carré magique

Plusieurs solutions sont possibles.

Si vous avez une réponse, c'est peut-être celle-ci tournée différemment :

9	5	1
4	3	8
2	7	6

2	9	4
7	5	3
6	1	8

Le carré qui « marche » aussi en diagonale est celui-ci.

Vous risquez de tomber sur ce genre de problèmes dans des livres de tests ou certains magazines de jeux. N'hésitez pas à les faire. À chaque fois que vous parviendrez à résoudre un nouvel exercice, vous enrichirez votre savoir et vous alimenterez votre mémoire. Donc, vous progresserez !

Le message

Pour s'envoyer des messages secrets, les hommes sont capables d'inventer des techniques incroyables. Mais, parfois, le cryptage est très simple ; il suffit de leurrer le cerveau !

Si vous recevez une information que vous pensez connaître, vous allez la traiter comme celle que vous connaissez réellement... le tour est joué !

De nombreuses arnaques sont basées sur ce principe ; un beau discours, une situation qui vous est familière, et vous plongez... La seule solution est de découper les différents paramètres et de les analyser séparément !

Par exemple, si je veux envoyer un message codé à un proche, je peux utiliser ce cryptage sous forme d'un tableau logique. Si vous parvenez à trouver la solution, vous saurez lequel de ces quatre carrés manque au tableau.

R A S E	M S E M	D L C S	L T O A
1	2	3	4

N O U R	E S E E	V G A Z
P A V S	A E C T	S D E U
P E S U	I C A L	

Correction
Le message

Le cryptage est en réalité des plus simples.

Si vous lisez dans le sens de la lecture, il paraît évident de prendre le morceau de tableau n° 3, pour obtenir ce message :

« Ne vous égarez pas avec de stupides calculs. »

Le mur

Un mur de un mètre de haut sur dix centimètres de large va être construit autour de la terre pour séparer les deux hémisphères.

Simplifions les chiffres : la circonférence équatoriale est estimée à 40 000 km.

Chaque brique carrée mesure 10 cm de côté et pèse 1 kg.

– Combien de briques faut-il pour construire le mur ?
– De combien de kilogrammes augmente le poids de la terre ?

Correction
Le mur

Il suffit d'une rangée de briques pour la largeur du mur.

1 m = 10 x 10 cm

Donc 10 briques sont nécessaires pour atteindre le mètre de hauteur.
Vous avez donc besoin de ***10 briques*** *pour 10 cm de mur fini.*

Pour savoir combien il y a de fois 10 cm dans 40 000 km, vous devez utiliser la même unité de mesure.

1 km = 1 000 m
1 m = 100 cm
1 km = 100 000 cm

La circonférence est donc de 40 000 x 100 000 = 4 000 000 000 cm.

Chaque rangée de mur fait 10 cm. Il faut donc :

4 000 000 000/10 = 400 000 000 rangées

Chaque rangée contient 10 briques. Il faut au total :

400 000 000 x 10 = 4 000 000 000 briques
c'est-à-dire ***4 milliards de briques***

J'espère que vous n'avez pas lutté avec de longs calculs !
Le poids de la terre n'augmente pas... sauf si vous allez chercher les briques sur la lune...

Les voyageurs

Trois hommes arrivent fatigués dans un hôtel de campagne.

Malheureusement, il n'y a plus qu'une chambre à **300 F** de libre. Les trois amis décident de la prendre et de dormir sur des couvertures.

Après réflexion, le propriétaire pense que le prix est exagéré pour le service rendu. Il demande à son groom de leur rapporter **50 F**.

Diviser 50 F en trois parts n'est pas aisé. Les trois hommes **gardent 10 F** chacun et **donnent 20 F** au groom pour régler le problème.

Une étrange situation apparaît : chacun a payé

100 - 10 = 90 F

Ils ont donc payé 3 x 90 = 270 F, plus les 20 F pour le groom.

Le résultat est de 290 F.

Où sont donc passés les 10 F restants ?

Correction
Les voyageurs

Ce n'est pas un problème mathématique, voilà pourquoi vous ne trouvez pas la solution !

C'est un problème de texte... un leurre !

Vous êtes tombés dans le piège, car vous n'avez pas retenu la leçon de l'exercice « Le message ».

En fait, je vous induis en erreur par l'écriture de l'énoncé. Les opérations suivantes sont incorrectes :

3 x 90 = 270
270 + 20 = 290

La véritable opération est : 250 + 20 = 270 F.
On ne peut additionner que ce qui a réellement été dépensé.
Le prix de la chambre est de 250 F, pas 3 x 90.

Conclusion

VOUS avez, en parcourant les pages de cet ouvrage, remarqué la répétition de certaines informations importantes. Ce n'est pas une erreur d'impression ! Répéter plusieurs fois la même chose, n'est-ce pas la technique de mémorisation la plus répandue ?

J'ai consciemment donné deux ou trois fois les mêmes conseils primordiaux pour aider votre mémoire. Vous devez, en permanence, lui venir en aide pour de meilleurs résultats.

Dès à présent, utilisez tous les moyens dont vous disposez :
– Les associations d'items.
– Le classement des informations.
– Le cumul des différents chemins de rétention.
– La répétition.
– La concentration.
– Le recours aux autres fonctions cognitives.
– Les conditions extérieures optimales.

L'entraînement mnésique doit être constant et régulier. Ne pensez pas avoir « rempli votre contrat » en ayant réfléchi sur la plupart des exercices. Si, à la suite d'un régime, vous pesez de nouveau le poids désiré, vous devrez faire constamment attention, sinon vos efforts n'auront servi à rien. C'est le même principe pour la mémoire !

Entretenez votre santé intellectuelle quotidiennement. Servez-vous des idées, des astuces et des informations apprises au cours de votre lecture.

Un dernier exercice ? Dans un ou deux mois, ouvrez de nouveau ce livre. Fouillez dans votre tête et retrouvez les réponses des pages jugées trop difficiles.

Lexique

Cognitions (ou fonctions cognitives) : ce sont les différentes capacités du cerveau. Elles composent l'intellect et la vie mentale. Il y a la mémoire, la logique, la stratégie, la concentration, l'attention, la spatialisation et l'imagination.

Fonctions supérieures : ce sont les opérations du cerveau – telles que la réflexion et le jugement – qui vous mettent en relation avec le monde extérieur. Elles sont évidemment édifiées par les cognitions.

Items : ce sont, ici, chacun des éléments d'un exercice ou d'un ensemble.

Mnésique : qui est relatif à la mémoire. Le potentiel mnésique est la capacité qualitative et quantitative de mémoire.

Stimulus (au pluriel = stimuli) : c'est un élément extérieur qui agit sur l'organisme. Ici, les stimuli sont des informations sensorielles qui vont être captées par votre cerveau pour être traitées.